宫颈功能不全
手册

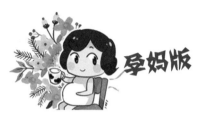

李映桃　主编

SPM 南方出版传媒

广东科技出版社 | 全国优秀出版社

·广州·

图书在版编目（CIP）数据

宫颈功能不全手册：孕妈版 / 李映桃主编. —广州：广东科技出版社，2021.8
ISBN 978-7-5359-7691-8

Ⅰ. ①宫… Ⅱ. ①李… Ⅲ. ①子宫颈疾病—妇科外科手术—手册 Ⅳ. ①R713.4-62

中国版本图书馆CIP数据核字（2021）第147730号

宫颈功能不全手册（孕妈版）
Gongjing Gongneng Buquan Shouce（Yunmaban）

出 版 人：朱文清
责任编辑：黎青青
责任校对：杨崚松
责任印制：彭海波
装帧设计：友间文化
出版发行：广东科技出版社
　　　　　（广州市环市东路水荫路11号　邮政编码：510075）
销售热线：020-37592148 / 37607413
http：//www.gdstp.com.cn
E-mail：gdkjzbb@gdstp.com.cn
经　　销：广东新华发行集团股份有限公司
印　　刷：广州市东盛彩印有限公司
　　　　　（广州市增城区新塘镇太平十路二号　邮政编码：510700）
规　　格：889mm×1 194mm　1/32　印张6　字数150千
版　　次：2021年8月第1版
　　　　　2021年8月第1次印刷
定　　价：48.00元

编委会

主　编： 李映桃

副主编： 曾丽珠　　王　艳　　吴伟珍　　陈　佳　　温景锋

编　委： 梁黎璇　　徐崇彬　　周梦阳　　肖晓梅　　王振宇

卢澄钰　　赵永朝　　李兆生　　陈海霞　　钟彩娟

余丽君　　黄颖敏　　陈娟娟　　刘玉冰　　黄　蓓

柯彩萍　　梁建钟　　白　恬　　欧昆林　　邓燕红

汤艳文　　陈　波　　张兆金　　梁伟璋　　刘梦玥

刘振容　　黎思颖　　邝玉梅　　王炼深　　刘　丹

田书墨　　黄俊巧

绘　画： 朱苑桐　　陈俐颖

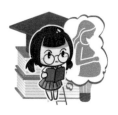

前言

　　据有关数据，在准妈妈人群中，宫颈功能不全的发生率为0.05%~1%。而由宫颈功能不全引起的早产约占晚期流产和早产总数的8%。在妊娠16~28周有习惯性流产史的孕妈中有15%是因为宫颈功能不全。早产是围产儿死亡的首要原因，宫颈功能不全引起的早产是唯一可通过微创手术治疗的早产。但大多数宫颈功能不全的孕妈，在历经2~5次中孕流产或晚孕早产致宝宝预后不良后才前去问诊，并最终确诊。求子道路上的辛酸让人不胜唏嘘。希望本书能让孕妈们尽早了解宫颈功能不全这个可防可治的疾病，在求子的路上少走弯路。

　　为了方便准妈妈们查阅，本书分了九个章节，从宫颈生理、如何诊断宫颈功能不全、得了宫颈功能不全怎么办，到什么是宫颈环扎术、环扎术后的护理和随访管理等方面展开一系列一问一答式描述。本书一共105个问答，是我们团队历经十年，医、护、患三位一体团结协作、辛勤积累收集而成，你一定会在书中发现你心中所惑并得到解答。

20世纪70年代以后，美国精神病学和内科教授恩格尔提出：医学模式应当由生物医学模式向"生理-心理-社会"医学模式转变，医学作为直接面向人的科学比其他科学更强调人文关怀，现代医学呼吁人文精神的回归，呼吁医学与人文的完美结合。在第九章"身边的故事"中，我们精选了16位宫颈功能不全孕妈及护士撰写的文章。在这些文章中，我们医护工作人员既可以了解到疾病的"狡猾"和医学技术的不足，激发深入钻研的动力及坚定推动医学进步的决心，还可以体会到孕妈们成功孕育后的感恩和幸福，燃起浓烈的职业成功感和自豪感，吸引更多"后浪"踏浪前行。而对于"孕育事业"暂时受阻的朋友们，每读一篇文章，都能感受到孕妈们的坚强，会心生斗志继续前行。

　　转角遇到爱，我们一起加油！

李映桃

2021年2月于羊城

目录
CONTENTS

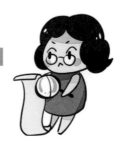

03 第三章

宫颈功能不全的诊断

04 第四章

得了宫颈功能不全怎么办

05 **第五章**

► 什么是宫颈环扎术

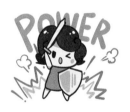

06 第六章

宫颈环扎术后出现其他症状怎么办

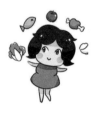

08 第八章

宫颈环扎术后如何建立医护随访

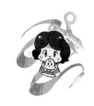

第一章

宫颈及其邻近器官

1

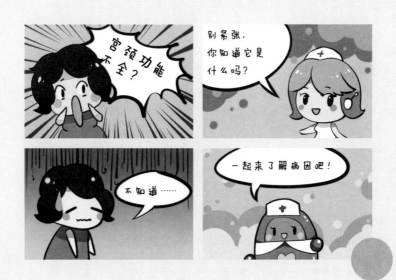

1 宫颈的生理结构和功能

生理结构 宫颈是子宫的门户，位于子宫与阴道之间。宫颈管外观近似中空的圆锥体，上端经组织学内口与解剖学狭窄的子宫峡部相连而通往宫腔，下端通过子宫颈外口开口于阴道。主要由平滑肌细胞和纤维结缔组织组成。

功能 ①非孕期，性生活时会略张开，以利于精子进入，同时宫颈也会阻拦过多精子进入。②孕期，有两大功能：一是机械屏障功能（纤维结缔组织），防止宫颈扩张，避免妊娠内容物的膨出，预防晚期流产或早产；二是免疫屏障功能（宫颈黏液栓），阻止细菌进入子宫，预防与早产相关的宫内感染。③分娩期，宫颈管成熟并扩张，控制胎儿娩出速度，以便胎儿安全娩出。

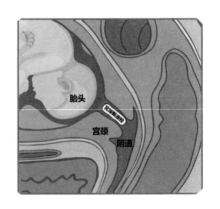

2 宫颈生理结构与细菌性阴道病

子宫颈外口开口于阴道，而阴道壁由黏膜、肌层和纤维层构成。健康女性阴道内存在正常的微生态菌群。阴道黏膜由复层鳞状上皮覆盖，受性激素的影响会发生周期性变化：雌激素致阴道上皮底层细胞增生，逐渐演变成中层和表层细胞，细胞内糖原增多；孕激素使表层细胞脱落、崩溃，细胞内糖原释放。糖原，前庭腺体分泌物，周期性子宫内膜的剥脱、出血及其残留物，为阴道内微生态菌群的生长提供了条件。微生态菌群主要分布于阴道四周侧壁，其次为阴道后穹隆、宫颈。子宫颈外口也是正常微生态菌群的栖息地。宫颈管内圆柱状上皮深皱襞多，表面积增加，同时又是宫颈腺体的开口，易形成湿润、氧分压低的环境，是部分厌氧菌良好的生长环境。

3 健康女性阴道内的微生态菌群包括哪些微生物？

阴道微生态是由阴道内的微生态菌群、机体的内分泌调节和解剖结构共同构成。健康女性阴道内的微生态菌群包括革兰氏阳性需氧菌、革兰氏阴性需氧菌、厌氧菌、支原体及假丝酵母菌等，它们与宿主、环境之间实现了彼此制约、相互协调的动态平衡。

正常阴道内的微生态菌群总量可达10^9/毫升，其中乳杆菌占70%～95%，通过定植抗力、生物拮抗、分解阴道上皮细胞糖原产生乳酸来维持阴道酸性环境。机体分泌过氧化氢、细菌素、类细菌素和生物表面活性剂及刺激机体的免疫防御作用来抑制其他菌和致病菌的生长，保持阴道的"自净"作用。

4 微生态菌群失衡与细菌性阴道病

阴道酸性环境改变、药物影响、性激素水平波动、机体免疫功能低下时，阴道内微生态菌群的多样性随之变化，引起菌群的结构转移、微生态失衡，导致细菌性阴道病、需氧菌性阴道炎、阴道假丝酵母菌病、早产、流产、不孕等一系列临床疾病的发生。

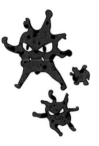

阴道感染

据统计，宫颈功能不全的女性，阴道内的微生态菌群失衡及细菌性阴道病发生率较宫颈功能正常的女性高。

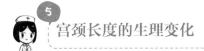

5 宫颈长度的生理变化

（1）在非孕期，宫颈长度为25~30毫米。

（2）在孕期，随着孕周的增加，宫颈的长度逐渐变短，宽度逐渐变宽，但是宫颈的内径并未见明显的变化。这一时期，宫颈的主要作用是在胎儿外部形成一个屏障，其长度是动态变化的：孕14~22周，宫颈长度为35~40毫米；孕24~28周，平均缩短到35毫米；孕32周以后，宫颈的长度约为30毫米。

6 宫颈长度在孕期的变化是如何测量的？

宫颈位于子宫与阴道之间，分阴道上段和阴道段，医生通过窥诊检查仅能测量阴道段宫颈长度，一般需通过影像学检查（超声检查、磁共振成像检查）来准确测量宫颈整体长度。超声检查是目前比较推荐的和孕妈比较接受的一种检查方法。

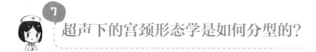

7 超声下的宫颈形态学是如何分型的？

超声下的宫颈形态学分型是根据子宫颈内口漏斗的形态来分，主要分为四种，包括T形、Y形、V形及U形。

T形是正常形态，此时宫颈常常成弧形，内口未开，漏斗未形成。随着宫颈容受，宫颈越来越短，当内口开大≥5毫米，即认为漏斗形成。当漏斗形态从Y形进展为U形，流产或早产的概率也随之增加。

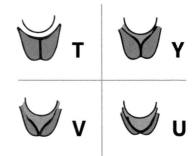

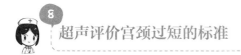

8 超声评价宫颈过短的标准

短宫颈截断值的选择是一个具有争议的话题。因为宫颈的长短与早产相关，短宫颈预示早产的风险大。目前国内外公认的短宫颈是指孕中期宫颈长度≤25毫米，这截断值分别与第16周、第22周和第28周的第0.5百分位数、第3百分位数和第10百分位数有关。

国际上建议的宫颈过短的标准为：孕16~28周经阴道超声测量的宫颈长度，有早产史者宫颈长度＜25毫米，没有早产史者宫颈长度≤20毫米。

哪些孕妈在孕期应该严密监测宫颈长度及形态？

（1）有早产症状或迹象的孕妈。

（2）多次宫腔操作及医疗器械操作史，如有反复人工流产或清宫、诊断性刮宫、宫腔镜操作等病史者。

（3）有自发性早产史、晚期流产史、宫颈锥切术或利普刀术后、子宫畸形、多胎妊娠、可疑宫颈功能不全等无症状高危孕妈。

（4）高龄、肥胖、多囊卵巢综合征孕妈。

（5）现在还发现很多辅助生育术后无论怀有单胎还是双胎，孕妇大多于孕20~24周出现胎膜早破和宫口开大的情况，目前尚未找到明确的原因，也建议监测宫颈长度。

10 高危孕妈如何动态超声监测孕期宫颈的变化以发现宫颈功能不全？

根据孕妈是否合并有高危因素来决定超声检查宫颈长度的时间。

（1）孕14～18周宫颈长度正常的高危孕妇，需要在孕18～22周再次行超声检查确认。

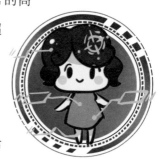

（2）对于有过中孕期流产史或早期早产史的极高危孕妇，至少要在孕14～24周间每2周行一次超声检查。

第二章

你容易出现宫颈功能不全吗

2

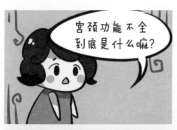

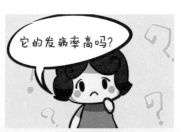

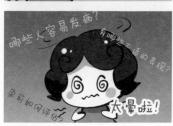

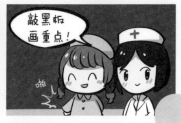

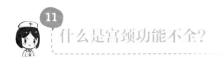

11 什么是宫颈功能不全？

宫颈功能不全又称子宫颈内口闭锁不全、宫颈口松弛症，是宫颈本身的内在缺陷，会导致妊娠者没有能力维持妊娠，出现反复无痛性宫颈扩张和妊娠中期分娩（中孕期流产），是导致流产和早产的一种疾病。

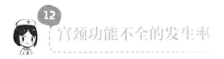

12 宫颈功能不全的发生率

宫颈功能不全的发生率为1/2 000~1/100。据统计，宫颈功能不全患者早产率高出非宫颈功能不全者3.3倍。宫颈功能不全引发的早产占全部早产的 8%～9%，占自然早产的 40%～50%，占胎膜早破的20%～30%。20%～25%孕中期流产的原因为宫颈功能不全，＜30%的孕中期流产者会复发。因此，只要孕妈有孕中期流产史，就必须排除是否罹患宫颈功能不全。

13

双胎妊娠与单胎妊娠相比，是否患病风险
更高？

是的。双胎妊娠早产发生率为56.6%，约为单胎妊娠早产
发生率（9.7%）的5.8倍。在双胎妊娠并发早产的患者中，与
宫颈因素相关的早产率高达7%~20%，且双胎妊娠宫颈功能
不全的发生率是单胎妊娠的6倍。

14 哪些孕妈容易出现宫颈功能不全？

（1）有2次或2次以上不明原因的晚期流产史或早产史，或
未足月胎膜早破史，且分娩或破膜前无明显宫缩，胎儿存活。

（2）第1胎分娩有引产、急产、手术产（钳产、胎头吸
引、臀位牵引）或宫颈损伤史。

（3）既往有宫颈或宫腔手术史，如
宫颈切除、宫颈修补、宫颈电灼、宫颈息
肉摘除、多次人流史、诊刮术等。

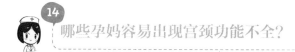

（4）先天性宫颈发育不良、过小，
或可能有宫颈肌组织与结缔组织比例失调、子宫畸形等。

15 宫颈功能不全的孕妈有哪些不适的表现？

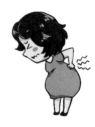

一般无特异表现，部分孕妈会有背痛、子宫收缩感、见红、骨盆压迫感、阴道出现多量黏液分泌物等表现。

腰背酸疼

16 孕前如何评估是否有宫颈功能不全？

如果有宫颈功能不全高危病史，女性计划怀孕前，应在经期结束后3~7天行妇科检查，如果有下列异常，则提示有宫颈功能不全的可能。

（1）非孕期宫颈陈旧性裂伤达穹隆或宫颈阴道段短于0.5厘米。

（2）宫颈口松弛度探查时，宫颈口可毫无阻力地通过8号Hegar扩宫棒。

（3）子宫造影提示：子宫颈内口颈管峡部漏斗区呈管状扩大（宽度＞6毫米）或应激性收缩。

第三章

宫颈功能不全的诊断

3

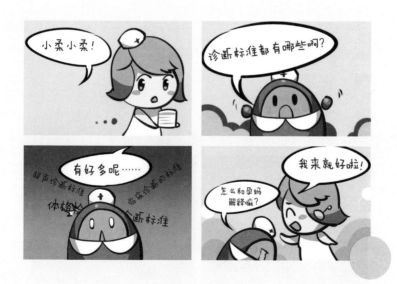

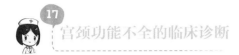

17 宫颈功能不全的临床诊断

目前宫颈功能不全的临床诊断主要基于既往有过1次或1次以上孕14~36周的自发性早产或流产史，并排除诸如宫缩、临床产兆、出血、感染和胎膜早破等明

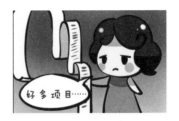

确的病理影响因素。宫颈功能不全的临床表现为：在孕16~23周阴道检查发现无痛性宫颈扩张和（或）孕24周以前经阴道超声检查发现宫颈长度<25毫米。

18 宫颈功能不全的超声诊断

既往在孕34周前有自发性早产史，此次单胎妊娠在孕中

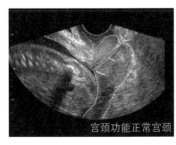

宫颈功能正常宫颈

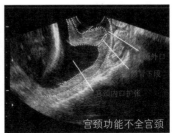

宫颈功能不全宫颈

期超声检查发现宫颈长度＜25毫米。

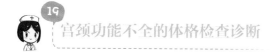

19 宫颈功能不全的体格检查诊断

（1）排除临床定义的分娩发动或明
显的宫内感染，医生窥器检查发现孕中
期宫颈扩张，羊膜囊在子宫颈外口处可
见或超出外口。

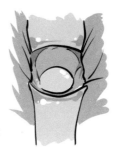

（2）在孕中期，医生触诊发现明显
（一系列）无症状的宫颈口的扩张开大。

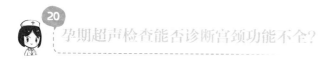

20 孕期超声检查能否诊断宫颈功能不全？

单独的超声检查不能诊断宫颈功能不全，但超声检查是
评价孕期宫颈功能的参考指标之一。对于既往有过1次或1次
以上自发性早产史或孕中期流产史的孕妇，在孕24周以前经
超声检查发现宫颈长度＜25毫米和（或）阴道检查发现无痛
性宫颈扩张等典型的宫颈功能不全的表现，则考虑诊断孕期
宫颈功能不全。

近年来，多数医生尝试在孕中期评估宫颈长度，并把宫颈缩短作为超声诊断宫颈功能不全的标志。推荐经阴道超声评估的宫颈长度为预测早产的金标准，它是国内外公认的、安全的、可接受的、便捷的检查。

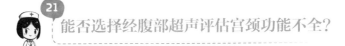

21 能否选择经腹部超声评估宫颈功能不全？

宫颈长度也可经腹部超声或经阴唇部超声进行测量。经腹部超声测量宫颈长度对发现宫颈长度缩短缺乏敏感性，由此可能造成过度评估宫颈长度和诊断短宫颈，而且还存在如下限制条件：①充盈的膀胱是必要的。②宫颈也许被胎儿部分遮盖。③腹部探头到宫颈的距离远，导致图像质量差。经阴唇部超声相比经阴道超声也缺少敏感性和预测性。

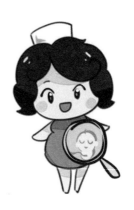

鉴于此，经腹部超声或经阴唇部超声均不推荐用来监测宫颈长度，也不推荐用于早产预测。

22

最适合经阴道超声筛查宫颈功能不全的人群包括哪些？

孕妈或具有宫颈功能不全危险因素的孕妈，都适合经阴道超声筛查宫颈功能不全。

最适合经阴道超声筛查宫颈功能不全的人群包括：①有早产症状或迹象的单（多）胎妊娠孕妈。②有自发性早产史、晚期流产史、宫颈锥切术或利普刀术后、子宫畸形等高危病史而无症状的单（多）胎妊娠孕妈。③行辅助生育术后的单（多）胎妊娠孕妈。

23

经阴道超声评估宫颈长度测量技术的标准化操作步骤

（1）排空膀胱后经阴道超声检查。避免宫颈及子宫下段过度拉伸、变长，影响宫颈长度的正确测量。

（2）孕妈取膀胱截石位。医生会使用高分辨率的阴道探头，并套上无菌避孕套，轻轻地沿着阴道腔插入。

（3）超声医生看见标准矢状面，将图像放大到全屏的

75%以上，测量子宫颈内口至外口的直线距离，连续测量3次后取其最短值。为了观察动态变化，建议宫颈扫描持续3~5分钟。

（4）评估宫颈长度及漏斗形成情况。

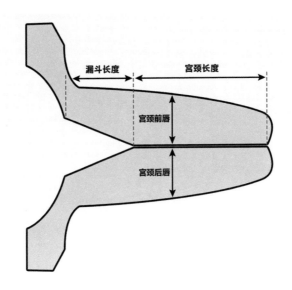

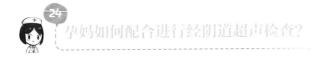

孕妈如何配合进行经阴道超声检查？

（1）提前排空尿液，放松自己。

（2）了解阴道超声检查时长为3~8分钟。

（3）认真与超声医生核对相关的医疗
信息后，倾听医生讲解具体的操作
过程，以消除对经阴道超声检查
需将探头放入阴道的疑惑或误解，
减少探头置入时的不适感，配合并
顺利完成检查。

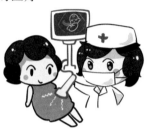

第四章

得了宫颈功能不全怎么办

4

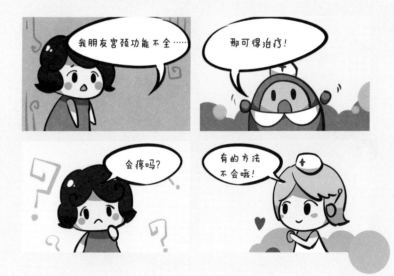

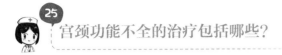

25 宫颈功能不全的治疗包括哪些？

治疗常用的方法有：卧床休息 、使用孕激素、使用宫颈托和宫颈环扎术。

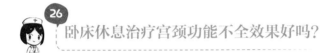

26 卧床休息治疗宫颈功能不全效果好吗？

限制活动、卧床休息均被临床实践证明并不能有效地治疗宫颈功能不全，因此它们并不受医生大力推荐。

另外，长期卧床还会引起下肢静脉栓塞及全身肌肉失用性萎缩等并发症。

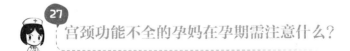

27 宫颈功能不全的孕妈在孕期需注意什么？

（1）孕期要注意避免重体力活动及长时间站立，避免过度增加腹压的动作。

（2）禁止性生活，保持会阴部清洁。

（3）定期产检，学会自数胎动、监测宫缩。

（4）孕14～18周宫颈长度正常者，需要在孕18～22周再次行超声检查确认。而对于有过中孕期流产史或早期早产史的极高危孕妇，至少要在孕14～24周间每2周行1次超声检查。

（5）遵医嘱及时进行相关检查和治疗。

28 宫颈功能不全的孕妈，需要进行孕期体重管理吗？

需要。宫颈功能不全的孕妈早产发生率高，且很多医生主张卧床休息，所以孕妇孕期运动相应受到限制。若不进行孕期体重管理，孕妇体重增重过度，会提高妊娠期高血压、糖尿病、感染等疾病的发生率。

建议的能量系数为每天30～35千卡/千克（1千卡≈4186焦耳）。孕期体重管理按照美国医学研究院的建议，根据孕前体重进行孕期合理增重（见表1和表2）。也建议宫颈功能不全的孕妈进行计划妊娠和孕前体重控制，

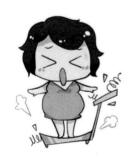

将身体质量指数（BMI）控制在18.5～25千克／米^2。

表1　与孕前 BMI 对应的孕期体重管理（单胎）

孕前 BMI/ （千克·米$^{-2}$）	总增加体重 区间／千克	孕中晚期增加体重 平均值／（千克·周$^{-2}$）
低体重 BMI < 18.5	12.5~18	0.51（0.44~0.58）
正常体重 18.5 ≤ BMI < 25	11.5~16	0.42（0.35~0.50）
超重 25 ≤ BMI < 30	7~11.5	0.28（0.23~0.33）
肥胖 BMI ≥ 30	5~9	0.22（0.17~0.27）

注：孕早期平均增重 0.5~2 千克。

表2　单胎和双胎孕妈孕期体重增加的量

孕前 BMI/ （千克·米$^{-2}$）	单胎总增加体重 区间／千克	双胎总增加体重 区间／千克
低体重 BMI < 18.5	12.5~18	19~27
正常体重 18.5 ≤ BMI < 25	11.5~16	17~25
超重 25 ≤ BMI < 30	7~11.5	14~23
肥胖 BMI ≥ 30	5~9	11.5~19

29 宫颈功能不全的孕妈，孕期需要管理胎儿体重吗？

需要。通过控制孕妈体重来管理和控制胎儿体重。胎儿体重目标值在同孕龄胎儿体重的第10百分位数至第90百分位数间。尽量避免巨大儿和胎儿宫内生长受限。较理想的胎儿出生体重为2500~3500克，这有利于自然分娩并减少软产道（会阴、阴道、宫颈、子宫下段）的裂伤风险。

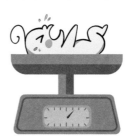

30 宫颈功能不全的孕妈，简单易记忆的孕期饮食建议

可以使用"九个一"帮助孕妈简单记忆。

（1）一至二杯合适的奶制品（250~500毫升）。

（2）一份粮食（250~300克）粗细搭配。

（3）一斤蔬菜（500克绿叶）。

（4）一至二个水果（200克）。水果吃法四大原则：适时、适量、加餐用、低糖水果交换份（如吃500克西瓜，要减50克主食）。

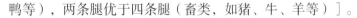

（5）一百克豆制品。

（6）一百克肉类［无腿（鱼类）优于两条腿（禽类，如鸡、鸭等），两条腿优于四条腿（畜类，如猪、牛、羊等）］。

（7）一个鸡蛋。

（8）一定量的调味品（油25克，盐6克，不用或少用糖）。

（9）一定的饮水量（2 000毫升，6~8杯）。

合理膳食四句话：有粗有细，不甜不咸，每天五六顿，七八分饱。

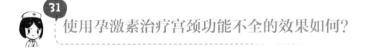

31 使用孕激素治疗宫颈功能不全的效果如何？

临床研究发现，阴道内使用孕激素栓剂用于孕周＜24周、无早产史、偶然发现宫颈长度≤20毫米无症状者，可减少单胎妊娠早产风险。

所以，医生会建议单胎妊娠早产高风险的人群（包括所有宫颈功能不全的孕妈）使用黄体酮。

32

如果宫颈功能不全孕妈自觉妊娠囊脱出宫颈下达阴道内，该如何处理？

若孕妈自觉妊娠囊已突入阴道，不管选择安胎或放弃胎儿，都应该及时住院。

（1）予足够时间的抗感染治疗，防治急性绒毛膜羊膜炎。

（2）安胎者可使用宫缩抑制剂，大于孕26周予促胎肺成熟，间隔3~4天复查感染指标及白带常规等，排除宫内感染。如出现发热、母胎心率过快、胎儿窘迫、血常规或白带异常、阴道分泌物恶臭、子宫压痛等宫内感染征象者，应听从医生的建议及时终止妊娠。

（3）有紧急宫颈环扎指征者，尽快请医院安排有经验的医生进行手术治疗。

33 宫颈功能不全孕妈如何配合医生使用皮质类固醇促胎肺成熟？

皮质类固醇是目前促胎肺成熟最有效的药物。有早产风险的宫颈功能不全孕妈，应及时配合医生使用糖皮质激素促胎肺成熟，并了解如下事项。

（1）皮质类固醇的应用时机：孕24~34周。

（2）皮质类固醇的应用方法：地塞米松5毫克，肌内注射，每12小时1次，连续2天。

（3）对孕周<34周的孕妇，此前已接受过促胎肺治疗超过14天，若再次出现7天之内早产风险，可再给予皮质类固醇重复治疗。

（4）皮质类固醇使用的禁忌证：怀疑宫内感染、妊娠合并糖尿病且血糖控制不佳。

34 宫颈功能不全孕妈出现早产迹象，如何配合医生进行早产脑神经保护？

产检医生会根据孕妈病情进行评估，孕24~32周可能发生早产的宫颈功能不全孕妈，可以用硫酸镁来预防早产儿脑瘫。

硫酸镁首剂4克，静脉滴注（30分钟），之后以1克/时的速度静脉滴注，维持至分娩，最长不超过24小时。或硫酸镁首剂6克，静脉滴注，之后以2克/时的速度静脉滴注维持至少12小时。

硫酸镁使用过程中不要自我调节输液速度，最好用输液泵固定速度，部分孕妈会出现潮红、出汗、口干、恶心、呕吐、心慌、头晕等不适，个别孕妈会出现便秘。医生会要求记录尿量，并定期检查膝反射。若有任何不适，随时通知医护人员及时处理。

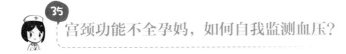

35 宫颈功能不全孕妈，如何自我监测血压？

妊娠期高血压是孕期常见疾病，对母亲和胎儿危害大，孕妈们不仅需要在每次产检时测量血压，还需要学会在家自我监测血压。现在普遍使用电子血压计进行监测，确保测量结果准确十分关键，正确流程如下。

（1）在测量前，排空膀胱，取坐位或卧位，室内要保持安静，精神放松，最好静坐（卧）休息5~10分钟，不饮酒、咖啡和浓茶。

（2）将臂带卷绑在裸露的上臂，胶管的出口应与手掌面的小手指对齐。勿将衣物带入臂带，否则会影响测量结果。

（3）将胳膊肘放在桌子上，手心向上，身体放松，将袖带高度与心脏高度保持一致。

（4）按下电源键，电子血压计自动从0开始加压，压力逐渐上升并进行测量。

（5）测量结束，电子血压计显示血压及脉搏。记录血压、脉搏，关

闭电源键。

需要注意的是：①推荐孕前或早孕期初次检查时测量左右上臂血压。当左右上臂血压不一致时采用数值较高侧的血压值。②孕妈自测体重增长速度超过0.5千克/周、发现下肢水肿明显、自觉头痛及睡眠不佳时，需要及时自我监测血压。③若测量血压超过140/90毫米汞柱，则可能是妊娠高血压疾病。若收缩压≥160毫米汞柱和（或）舒张压≥110毫米汞柱，则不幸成为严重妊娠高血压患者，请及时到医院就诊。

第五章

什么是宫颈环扎术

5

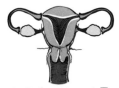

经腹腔环扎的位置。

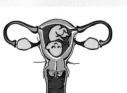

经阴道环扎的位置。

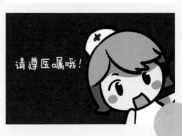

36 宫颈环扎术的作用和效果如何？

宫颈环扎术应用于临床迄今已有50多年的历史。宫颈环扎术可修复及建立子宫颈内口的形态和功能，借助缝合技术提高宫颈张力，阻止子宫下段的延伸及宫颈口的扩张，协助子宫颈内口承担孕后期胎儿及其附属物的重力，或减少子宫下段与胎膜分离的机会，延长孕周，防治早产。还可以保持宫颈长度和保留宫颈黏液栓，黏液栓对防止上行感染十分重要。

37 哪些孕妈需慎重进行宫颈环扎术？

（1）无早产史的单胎妊娠，偶尔一次测得宫颈长度较短，不能诊断为宫颈功能不全的孕妈。

（2）双胎妊娠且超声检查提示宫颈长度＜25毫米的孕妈，进行宫颈环扎术可能增加早产的风险。但最新的指南认为，在这些双胎孕妈中，宫颈长度＜15毫米时，进

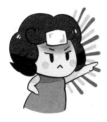

行宫颈环扎术可能有一定好处。

（3）孕24周之后、宫颈管扩张≥4厘米且伴宫缩的孕妈。

（4）术前发现非整倍体或胎儿畸形风险高的孕妈，暂不考虑宫颈环扎术。

（5）若准备行宫颈环扎术前，尿液分析提示泌尿感染，或白带检查提示生殖系统感染的孕妈，应先予抗感染治疗，暂缓考虑宫颈环扎术。

38 宫颈环扎术的手术分类

（1）按手术途径分类：经阴道环扎、经腹环扎。

（2）按手术时间分类：妊娠前环扎、妊娠期环扎。

（3）按宫颈开大情况分类：择期环扎（宫颈无变化）、限期环扎（宫颈缩短）、紧急环扎（子宫口已开大）。

（4）按手术目的分类：以预防性为目的的环扎、以治疗性为目的的环扎。

（5）按临床情况分类：病史指征性的环扎、经超声（发现）指征性的环扎和经体检（发现）指征性的环扎。

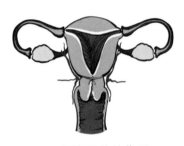
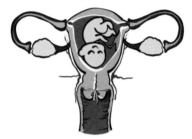

经腹环扎的位置　　　　　经阴道环扎的位置

 39 经腹宫颈环扎术的适应证

　　经腹宫颈环扎术主要针对已诊断的宫颈功能不全孕妈，因宫颈解剖异常（如宫颈过短、广泛性宫颈切除术后、宫颈瘢痕挛缩坚硬等）无法行经阴道宫颈环扎术及反复经阴道宫颈环扎术失败的孕妈。根据医生的经验和患者的选择，可以通过开腹手术或腹腔镜来完成经腹环扎术。

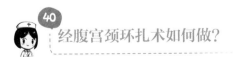

40 经腹宫颈环扎术如何做？

　　主要为腹腔镜下宫颈环扎术。据文献报道，其成功率为

81%～100%。行腹腔镜下宫颈环扎术时，将环扎带安放在子宫峡部，线结打在子宫前方或后方。手术时间一般选择在孕前半年或孕7~10周。

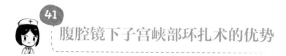

41 腹腔镜下子宫峡部环扎术的优势

（1）具有微创特点，术后可尽快怀孕。

（2）腹腔镜下子宫峡部环扎在腹腔内进行，阴道内无伤口，降低了感染的概率，避免了经阴道环扎造成感染及胎膜早破的风险，提高了妊娠成功率。

（3）对于经阴道宫颈环扎失败的患者，或者因先天性宫颈发育不良、手术切除宫颈而不能够行经阴道宫颈环扎的患者，腹腔镜下子宫峡部环扎术仍可施行。孕期与非孕期腹腔镜下子宫峡部环扎同样安全有效。

（4）由于慕斯林环扎带与人体组织相容性非常好，如果患者有再次妊娠的需要，在剖宫产时可以不拆除环扎带，以便再次妊娠。

（5）孕期患者不需严格卧床，生活可以自理。

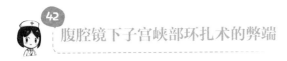

42 腹腔镜下子宫峡部环扎术的弊端

（1）环扎带侵蚀切割子宫峡部，造成子宫不全破裂可能是这个术式的最大问题。

（2）在胎儿还不能存活时发生胎膜早破或胎儿畸形、死胎等情况，妊娠不能继续。如果发生这种情况，就必须经下腹部小切口剪断环扎带，或使用腹腔镜拆除环扎带，然后让胎儿从阴道分娩以终止妊娠。必要时也可能采用剖宫取胎的方法终止妊娠。庆幸的是，这种情况发生的概率非常低（<1%）。

（3）足月妊娠者需要进行剖宫产取出胎儿。如果在预计胎儿能够存活时出现不能控制的宫缩，应该及时进行剖宫产终止妊娠，避免环扎造成产道梗阻而引起子宫完全或不完全破裂。

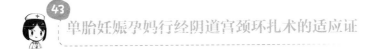

43 单胎妊娠孕妈行经阴道宫颈环扎术的适应证

适应证 孕中期反复胎儿丢失病史（排除临产征兆或胎盘早剥）、无痛性宫颈扩张，既往存在环扎病史此后孕中期出现无痛性宫颈扩张。

病史指征环扎 一次或多次孕中晚期流产史，流产过程中出现无痛性宫颈扩张、没有临产产兆及胎盘早剥。前次宫颈环扎术是因为孕中期出现无痛性宫颈扩张。

超声指征环扎 目前单胎妊娠，具有前次早产史，且前次孕周＜34周的自发性早产，本次孕周＜24周时超声测量宫颈长度＜25毫米。

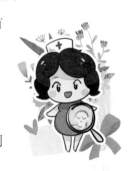

体格检查指征环扎 产检医生孕中期发现无痛性宫颈扩张，羊膜囊凸出宫颈口。

44 双胎妊娠孕妈行经阴道宫颈环扎术的适应证

具有病史指征的双胎宫颈功能不全的孕妈，同样主张孕12~14周进行预防性宫颈环扎术（也称病史指征的经阴道宫颈环扎术）；具有超声指征者，国外专家认为，孕16~24周双胎妊娠且经阴道检查提示宫颈长度＜25毫米时，行宫颈环扎术可能会增加早产的风险，因此不推荐使用。若宫颈长度＜15毫米时，行经阴道宫颈环扎术可能有优势，可以酌情采用；宫颈扩张＞10毫米时，则应考虑紧急环扎术。

45 经阴道宫颈环扎术的禁忌证有哪些？

（1）绝对禁忌证：绒毛膜羊膜炎、胎膜早破、胎儿畸形、胎死宫内、活动性子宫出血。

（2）相对禁忌证：前置胎盘、胎儿生长受限。

46 经阴道宫颈环扎术如何做？

经阴道宫颈环扎术的标准术式包括荷包缝合和U形缝合，在阴道顶端进行，可修复及建立子宫颈内口正常的形态和功能，借助缝合技术提高宫颈张力，保持宫颈长度和保留宫颈黏液栓。

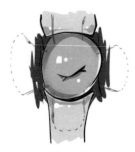

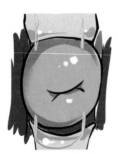

荷包缝合

U形缝合

47 经阴道宫颈环扎术的并发症有哪些？

（1）近期并发症：出血、感染及手术刺激可能增加子宫收缩的风险；宫颈创伤、胎膜早破和缝线异位，环扎线难以拆除等。

（2）远期并发症：宫颈撕伤、瘢痕，以及以后每次妊娠都需要做环扎术。

 48 经阴道行宫颈环扎术的最好时机是什么时候？

手术时间以妊娠后12~24周为宜，预防性宫颈环扎一般主张孕12~14周为最佳时间，并行唐氏筛查，避免由染色体异常引起自发性流产。

国内专家们建议：有3次及以上中期妊娠流产史或极早产史的女性，排除宫颈功能不全之外的诱因后，建议在妊娠12~14周行择期宫颈环扎术；有自发性早产史或可能宫颈功能

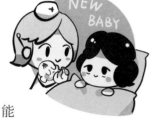

不全病史的女性，若其妊娠24周前的宫颈长度≤25毫米，建议行预防性宫颈环扎术。若宫口已开大，孕周小于26~28周，建议行紧急环扎术。

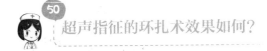

49 病史指征的经阴道宫颈环扎术的效果如何？

宫颈环扎术可减少30%早产发生率、36%围生期胎儿发病率和死亡率。3种术式比较，病史指征的经阴道宫颈环扎术效果最佳。临床上，一般具有典型宫颈功能不全病史的孕妈，会被建议在宫颈未发生变化前（孕12~16周）直接行环扎术，以便保持宫颈的最佳解剖形态和功能；超声或体格检查指征者，大部分在孕20周后进行环扎，而宫颈环扎术的难度及并发症一般随着孕周的增加而增加。

50 超声指征的环扎术效果如何？

研究表明，行超声指征环扎能有效延长孕周，可降低30%的早产发生率。环扎后，围产儿发病率和死亡率可降低36%。

51 体格检查指征的经阴道宫颈环扎术效果如何？

　　体格检查指征的环扎术可显著提高新生儿生存率并明显延长孕周。研究表明，体格检查指征的环扎术可明显延长胎儿宫内生存时间，延长时间约为1个月，但该结论仍有局限性。在2项回顾性研究中，应用体格检查指征环扎后，新生儿平均生存率分别为（带婴儿回家率）50.7%和64%，平均延长孕周分别为7.4周和8.2周。紧急宫颈环扎术延长孕周时间可达6～9周，而以卧床休息为主的保守治疗延长孕周不足4周。

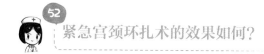

52 紧急宫颈环扎术的效果如何？

　　宫口越大，流产概率越大。宫口开大到3~4厘米是手术效果好坏的界限。

　　临床医生不太愿意给羊膜囊凸出的患者进行环扎，因为手术失败风险高。紧急宫颈环扎术可能仅仅将孕周从胎儿不能存活期延长到围存活期，使得胎儿出生后存活变为可能，但早产的远期后遗症，尤其当合并感染时，更加严重。但是一些报道表明尽管宫颈出现进行性扩张，有经验的医生环扎的救治率仍可超过70%，救治成功的孕妇中仅有40%在35周前分娩。

53 实施紧急宫颈环扎术术前准备有哪些？

（1）询问详细病史，包括停经史、月经史、妊娠史、分娩史等，特别要注意既往流产史、有无宫颈严重损伤病变史。进行孕前宫颈功能不全的相关检查，了解目前孕妈有无不适；了解宫缩情况，排除早产临产。

（2）妇科窥器检查了解宫颈长度及宫颈口扩张情况。

（3）产科超声检查了解胎儿发育情况，术前需排除胎儿畸形。

（4）常规化验：血常规、凝血常规；阴道分泌物检查滴虫、念珠菌、细菌性阴道病、清洁度等；宫颈管拭子检查支原体、衣原体，排除急性感染，以指导术后抗生素的运用。

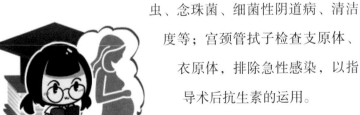

（5）紧急宫颈环扎术后需常规运用宫缩抑制剂，常用

的是利托君（β受体激动剂），因此，需要注意心肺功能，以及血糖和电解质情况。

 54 实施紧急宫颈环扎术的术前和术后的体位管理

若孕妈采取头低臀高位和膝胸卧位，理论上都可以利用重力的作用，使凸出于宫颈口的羊膜囊还纳入宫颈管内，术前短时间采用膝胸卧位较多，或 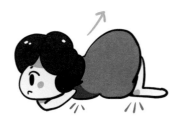 手术中采用头低脚高位方便手术完成。术后若长期采用这种非生理体位，孕妈会不舒适，难以长时间坚持。另外，也可能不利于阴道分泌物自然的体外引流，导致绒毛膜羊膜炎风险增加。所以，更多专家建议孕妇术后采用喜欢的平卧舒适体位。

但是，一旦在孕晚期发生胎膜早破，孕妈在家中等待救护车时，则建议采用膝胸卧位或头低臀高位；在救护车内，采用左侧卧位更安全。

55 实施紧急宫颈环扎术的孕妈，是否需要常规使用宫缩抑制剂？

术前预防性应用宫缩抑制剂虽然未被证实是有效的，但在临床实施紧急宫颈环扎术的术前术后常建议使用宫缩抑制剂。原因是不仅要抑制病理性宫缩，也要尽量减少生理性宫缩，因为一次生理性宫缩可能导致术前宫口开大后进行的手术失败。

56 实施紧急宫颈环扎术后如何使用抗生素？

目前国内外没有明确的专家共识。环扎术恢复了宫颈的解剖学形态，但不一定能恢复其免疫屏障功能。行紧急宫颈环扎术后，孕妈宫内感染的发生率比择期环扎手术者要高得多，主要应对措施是：术前和术后预防性使用广谱抗生素3~5天；术后一定要进行感染方面的监测，密切观察体温和

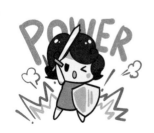

脉搏，定期复查血常规、C反应蛋白、阴道分泌物细菌培养，如果有宫内感染迹象要及时终止妊娠。

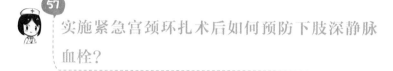

57 实施紧急宫颈环扎术后如何预防下肢深静脉血栓？

女性在正常妊娠及分娩时，由于凝血功能变化、静脉血流瘀滞及分娩过程中组织因子的释放，成为血栓形成的高危人群。怀孕或分娩后的女性静脉血栓栓塞症风险会增加4～5倍，每1 000名孕妇中就有0.5～2人罹患。小腿肌肉的泵作用对下肢静脉的回流起着重要的作用，制动后静脉血回流明显减慢，从而增加了下肢深静脉血栓发病的风险。有专家认为卧床0～7天的孕妈下肢深静脉血栓发病率为15%，而卧床2～12周的孕妈下肢深静脉血栓发病率为79%～94%。

因实施紧急宫颈环扎术，孕妈术后需长期卧床，应注意在床上活动四肢，经常按摩，穿弹力袜。每天都行双下肢气压治疗。并定期复查凝血指标，如果发现明显血栓前状态，请遵医嘱使用低分子肝素注射以预防血栓形成。

58 经阴道宫颈环扎者何时拆除宫颈环扎线？

（1）紧急拆线：宫颈环扎术后如出现明显宫缩、阴道出血、胎膜早破，需及时至医院检查，必要时拆除环扎线，避免出现严重宫颈裂伤。

（2）择期拆线：宫颈环扎术后如无特殊不适，待妊娠至足月，即单胎孕36~37周时应拆除环扎线，也有专家建议双胎孕34~36周时应拆除环扎线。

59 经阴道宫颈环扎后出现胎膜早破、先兆早产，何时拆除宫颈环扎线？

根据英国皇家妇产科学会指南，宫颈环扎术后，孕妈若在孕24~34周发生胎膜早破，在没有感染证据的情况下，可以推迟48小时拆除环扎线，以完成宫内转运或地塞米松促胎肺成熟治疗。但对于孕周＜24周或＞34周的孕妈，因为延迟拆线的获益远远低于宫内感染的风险，故推荐尽快拆除环扎线。

　　我国专家认为，若有感染征象，应根据孕周决定何时去除环扎物：①孕周≥32周，胎儿娩出可以很好存活，可以去除环扎物。②孕周<22周，环扎物也应去除，因为此时胎儿大多不能存活。③在孕22～31^{+6}周之间的孕妈，应该由医生根据情况进行个体化处理。

60 经阴道宫颈环扎后出现胎膜早破、先兆早产，如何综合治疗？

　　（1）环扎线的拆除：需个体化处理。

　　（2）抗生素的使用：作用确定，可以降低新生儿发病率和病死率及产褥感染的发生率。药物治疗前需要做阴道分泌物细菌培养，首选青霉素类药物，青霉素过敏者改用头孢类抗生素，疗程3～5天。

　　（3）皮质类固醇的使用：促胎肺成熟。临床上无明显宫内感染征象，即可应用，方法和剂量同早产。

　　（4）宫缩抑制剂的使用：如无宫缩不必应用，如有宫缩且妊娠

＜34周，无临床感染征象，可以短期应用。注意不能勉强使用，以免掩盖感染表现，一旦出现绒毛膜羊膜炎迹象，应尽快终止妊娠。

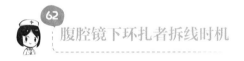

61 拆除宫颈环扎线后马上就会临产分娩吗？

不会。国内外统计的数据表明，环扎线拆除至自发性分娩的平均间隔时间是14天。本院统计的环扎线拆除至自发性分娩间隔时间在1～42天。

62 腹腔镜下环扎者拆线时机

（1）所有孕妈均为剖宫产分娩，因此在剖宫产的同时可顺便拆除环扎线，无须在分娩前特意手术。

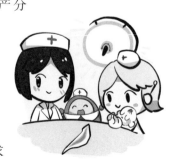

（2）由于一次环扎可妊娠一次以上，对于有继续妊娠要求

的患者可保留环扎线。

（3）因环扎线反应过度造成慢性盆腔炎症等副反应的患者，可在分娩后择期经腹腔镜手术拆除环扎线。

（4）一旦出现妊娠并发症要求孕中期分娩，则切开阴道后穹隆，切断环扎带允许经阴道分娩；或开腹剖宫产，拆除环扎线。

63 做了宫颈环扎术，发现宫口又开大，还能实施第二次环扎术吗？

在孕24周以前进行预防性环扎术，若术后随访发现宫颈扩张或展平，可由医生评估是否需要行二次环扎术。二次环扎术较第一次更加困难，需充分估计手术可能带来的胎膜早破、宫内感染及早产的潜在危险，排除绒毛膜羊膜炎，并由有经验的高年资医生执行。国内有单次妊娠宫颈功能不全进行1~4次环扎并成功抱婴回家的报道。

64 做了宫颈环扎术成功足月分娩者，再次怀孕还需要做宫颈环扎术吗？

大部分需要，个别因宫颈环扎术后疤痕挛缩，不一定要做，最好在计划再次怀孕的孕前3个月和再次怀孕的早孕期进行评估。

第六章

宫颈环扎术后出现其他
症状怎么办

6

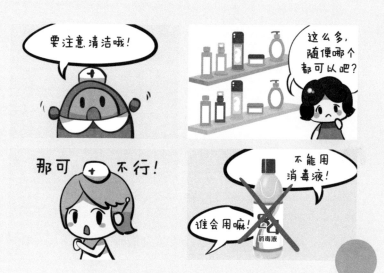

65 宫颈环扎术后有少量阴道出血怎么办？

术后2~3天会有少量阴道出血，注意保持会阴部清洁，以卧床休息为主。如果出院后持续有鲜红色阴道出血，或者出血增多，应尽快前往急诊就诊。

66 宫颈环扎术后阴道分泌物增多怎么办？

宫颈环扎术后，由于环扎线的刺激，阴道分泌物会增多，要注意保持会阴部清洁，勤换内裤及清洗会阴部。如果分泌物色黄、有异味，请及时就诊。

67 宫颈环扎术后出现阴道刺痛怎么办？

（1）孕期人体内分泌改变，加之心理因素认定手术部位会有异常，容易导致自身某个器官特别敏感，刺痛不适。日常自我护理建议：可通过调整舒适体位缓解不适感。

（2）术后阴道分泌物增多，容易诱发外阴阴道炎症及泌尿系统感染。日常自我护理建议：保持会阴部清洁，勤换内裤，多喝水。

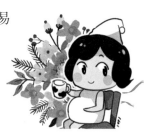

68 宫颈环扎术后如何清洗会阴部？

由于环扎线刺激，阴道分泌物会增多，长期卧床分泌物难以排出，更容易发生阴道炎。可以用沐浴露清洗，但切记不允许使用消毒液清洁或阴道灌洗；每天大、小便后，建议用流动温水清洗外阴部。

69 宫颈环扎术后小便有刺痛的感觉怎么办？

环扎术后阴道分泌物增多，容易诱发泌尿系统感染，如小便刺痛。建议保持会阴部清洁，勤换内裤，平时多喝水，每天饮水量应达到2 000毫升，少吃或不吃煎炸、辛辣刺激食物。定期复查尿液分析，一旦合并泌尿系统感染，及时进行药物治疗。

70 宫颈环扎术后合并细菌性阴道病，怎么办？

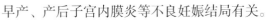

有宫颈功能不全病史的孕妈，环扎术后定期产检时应进行尿培养和药物敏感性分析，并进行阴道分泌物细菌培养，如发现感染迹象，应及时进行治疗。细菌性阴道病与绒毛膜羊膜炎、胎膜早破、早产、产后子宫内膜炎等不良妊娠结局有关。

（1）有症状的孕妈应当接受治疗，治疗方法同非妊娠期。

（2）对于无症状的孕妈，不推荐抗生素治疗。

（3）推荐方案：甲硝唑500毫克，口服，每天2次，共7天；或克林霉素300毫克，口服，每天2次，共7天。不推荐局部（阴道）给药（具体以主诊医生指导使用为准）。

（4）治疗后1个月应再次检查，确认治疗效果。

71 宫颈环扎术后合并滴虫性阴道病，怎么办？

若出现滴虫性阴道炎，孕妈发生胎膜早破及早产风险增高。硝基咪唑类是目前已知唯一可有效治疗滴虫感染的药物。建议的治疗方案如下。

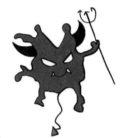

感染

（1）推荐方案：甲硝唑2克，单次顿服。

（2）替代方案：甲硝唑400毫克，口服，每天2次，连服7天（具体以主诊医生指导使用为准）。

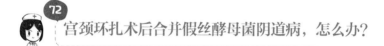

72 宫颈环扎术后合并假丝酵母菌阴道病，怎么办？

注意个人卫生，保持外阴部清洁，建议采用局部7天低剂量唑类治疗方案，如咪康唑栓剂 100～200毫克或克霉唑片剂100毫克，每天1次，共7天。也可以采用克霉唑500毫克，3天后加用1次，1周后复查（具体以主诊医生指导使用为准）。

第七章

宫颈环扎术后的保健护理

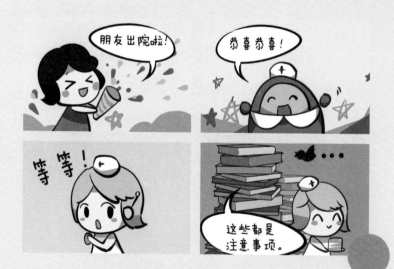

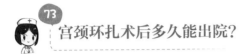

73 宫颈环扎术后多久能出院？

预防性和治疗性宫颈环扎术后24小时大多需要使用宫缩抑制剂抑制宫缩及抗生素预防感染，术后48~72小时复查宫颈超声，确定术后宫颈长度和手术效果。一般术后2~4天可以出院。紧急宫颈环扎者则需个体化处理。

74 宫颈环扎术后出院了需要注意什么？

闭合的宫颈、完整的羊膜腔和相对安静的子宫肌肉活动是维持妊娠的重要条件。多数专家认为，联合应用宫颈环扎和宫缩抑制剂，双重阻断宫缩是提高干预效果的关键。

（1）出院后可轻微活动，避免剧烈活动。

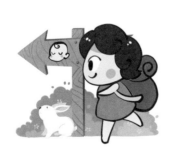

（2）避免性交，避免增加盆腔压力，减少长时间的站立和提重物。

（3）饮食方面要加强营养，注意食物的合理搭配及新鲜卫生，防止腹泻和便秘。

（4）孕妈术后应每隔2周到门诊产前检查1次，每2~4周复查1次宫颈超声，如宫颈进一步缩短扩张，需再次入院安胎；如出现腹痛或阴道流血、流液等情况，立刻到医院检查原因。无异常情况者可在分娩前或孕足周后拆除环扎线。

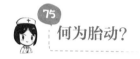

75 何为胎动？

胎动是孕妈感知宝宝存在的重要方式，胎儿在孕妈子宫腔内自主性活动撞击子宫壁从而引起孕妈腹壁的变化。怀孕满18~20周开始母体可明显感到胎儿的活动，胎儿在子宫内伸手、踢腿、冲击子宫壁，这就是胎动。

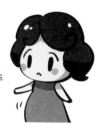

孕妈一般在孕18~20周开始感觉到胎动，在孕24~28周感觉到较明显的胎动，到了孕30~32周，胎动开始越来越显著和有规律，此时可以计量每天胎动次数。孕36周后，受子宫空间相对小、胎头入盆等因素影响，胎动次数较前减少20%~30%。

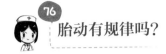

76 胎动有规律吗？

胎动有规律，每个胎儿略有不同，胎儿活动一般早晨最少，中午以后逐渐增加，傍晚6时至晚上10时开始活跃。在一天之中，胎动有两个活跃高峰，一次是在晚上7~9时，1次是在晚上11时到第二天凌晨1时。

以下时间段胎动会较平常频繁。

（1）吃饭后。饭后孕妈体内血糖水平升高，胎儿有了能量供给，胎动会变得频繁。

（2）洗澡时。孕妈洗澡时身心放松，这种情绪会传染给

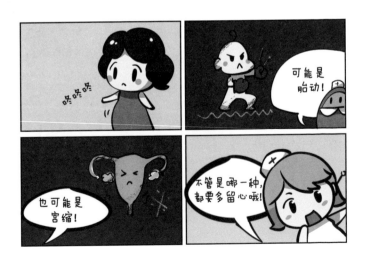

胎儿，胎动会比较频繁。

（3）听音乐时。优美的音乐让孕妈和胎儿心情愉悦，胎动会变得频繁。

（4）晚上睡觉前。胎儿在睡前动作较多，此时孕妈可感觉到较多胎动。

（5）与胎儿互动时。无论是准爸爸还是孕妈在和胎儿交流时会有胎动回应。

77 如何进行胎动计数？

一般建议孕26~28周后，孕妈可以任意体位、任意姿势、在任意地点进行胎动计数，最好是在固定时间段进行，便于比较和观察胎儿的生活规律。建议孕妈自数胎动每天3次、每次1小时。若出现以下情况，考虑胎动异常。

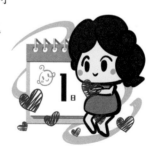

（1）胎动<3次/时、12小时胎动<20次。

（2）每天胎动次数大于每周胎动平均数的50%，或少于平均数的30%。

（3）如果胎动频繁或无间歇地躁动，则可能是胎儿宫内缺氧的表现。另外，可以通过胎心监护来客观记录胎动次数及其与胎儿心率的关系。若20分钟有2次以上胎动并伴有胎心的加速，则为正常。

因胎动是一种主观感觉，会受孕妈的诸多因素影响，如孕妈的敏感度、羊水量、腹壁厚度、药物，以及孕妈是否认真对待等因素，个体差异较大。如果发现胎动异常增多或无胎动超过1小时，应立即做远程胎心监护或到医院做胎心监测及超声胎儿生物物理评分。

78 如何区分胎动和宫缩？

胎动往往是局部的、游走的感觉，强度不大，时间不长，肚子没有发紧感，更不会导致宫颈展平、宫口开大。而宫缩往往是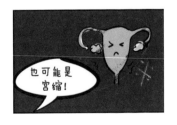整个子宫发紧，有一定的强度，持续一段时间，可能导致宫颈展平、宫口开大。

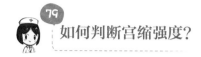

79 如何判断宫缩强度？

简易判断宫缩强度一般分为三种：弱、中、强，分别对应嘴唇、鼻尖、额头的硬度。当出现腹部发紧、发硬或有坠胀感时，可用一手触摸腹部，一手分别触碰嘴唇、鼻尖、额头，判断宫缩达到的强度。弱、中强度的宫缩，一般可以通过调整舒适体位缓解。当宫缩达到额头硬度，持续时间20秒以上，并在1小时内宫缩次数≥3次，应及时就诊。

80 如何辨别生理性宫缩和病理性宫缩？

（1）生理性宫缩指强度不大、时间不长、频率不高的宫缩，它最大的特点是不会导致宫颈展平、宫口开大。

（2）一般孕妈在妊娠中晚期都存在不同程度的生理性宫缩。

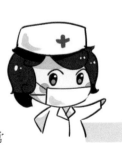

（3）病理性宫缩指强度较大、时间较长、频率较高的宫缩，它最大的特点是能导致宫颈展平、宫口开大。也常

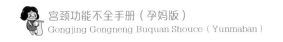

伴随阴道血性分泌物或果冻状分泌物的增加。

但临床上常常难以鉴别，这也是孕妈和医生最为纠结的地方。宫颈功能不全的孕妈可能经历了数次流产或早产的打击，精神非常紧张，此时生理性宫缩容易转化为病理性宫缩，在宫颈条件不好的情况下，生理性宫缩也可能导致宫颈撕裂、环扎线滑脱。所以需定期产检让医护人员通过窥器检查或阴道超声检查进行评估和鉴别。

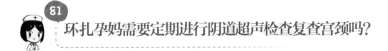

81 环扎孕妈需要定期进行阴道超声检查复查宫颈吗？

需要。它可以帮助判断手术的效果并协助进一步治疗方案的制订，如二次环扎时机的评估、促胎肺成熟时机和抑制宫缩药物的选择和调整等。

广州医科大学附属第三医院（简称广医三院）宫颈功能不全创新工作室人文化服务，特设工作日在医院门诊二楼或住院部二楼超声医学科复查，可缩短大家等候的时间。

流程 孕妇带好超声申请单—住院部二楼超声医学科—接诊台报道并录号—检查前排空尿液—专科检查。

82 宫颈环扎术后孕期超声胎儿监测内容包括哪些?

（1）宫颈功能不全的孕妈，孕6~8周超声核实孕周，并判断单、双胎。孕11~14周行胎儿颈后透明层厚度检查（NT检查），并行唐氏综合征筛查后，才考虑是否行宫颈环扎术。

（2）环扎术后的孕妈，孕18~24周时，应行三级产科超声检查（俗称胎儿大排畸检查），有条件者推荐22~26周行胎儿超声心动图检查。

（3）孕晚期（28~34周）再次进行超声检查，了解胎儿器官结构情况。

（4）孕晚期（28周后）应每4~6周进行1次超声检查，监测胎儿发育情况，注意胎儿宫内生长受限和巨大儿的可能。若超声检测胎儿体重小于同孕周的第10百分位数，则考虑胎儿宫内生长受限；若超声检测胎儿体重大于同孕周的第90百分位数，则考虑巨大胎儿可能。也要注意是否有羊水过少导致胎儿宫内慢性缺氧的可能。

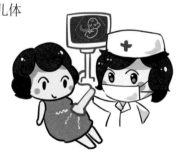

83 环扎孕妈出现哪些情况需要急诊入院？

如出现大量阴道流液的孕妈，请立即平躺，尽量避免坐起或下床活动，减少脐带脱垂风险并尽快拨打120急诊入院。此外，若出现腹痛、阴道出血、胎动异常等也需急诊入院。

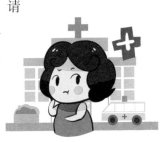

84 宫颈环扎术后的孕妈，预防便秘的措施有哪些？

环扎术后的孕妈，因为运动减少，便秘者居多，而便秘严重时需使用腹压且排便时间长，易诱发宫缩导致环扎失败率增加。预防便秘的建议有以下几点。

（1）规律生活。充足的睡眠、愉快的心情、缓解精神压力等都是减轻便秘的好方法。孕期睡眠时间：每晚要在床上躺够至少8小时，才能保证至少7小时的睡眠。

（2）适当增加富含膳食纤维的食物。注意粗细粮搭配，多吃一些膳食纤维含量丰富的蔬菜水果。建议每天摄入25~30克膳食纤维。

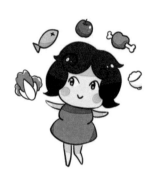

（3）适当增加益生菌的摄入，不吃辛辣食物，不喝碳酸饮料。双歧杆菌不仅能促进食物的消化、吸收，而且能调节肠道的蠕动，这对维持良好肠道功能非常重要。

（4）多补充水分。多饮水有通大便的作用，为预防和改善便秘，一定要养成定时喝水的好习惯，不要渴了再喝。每天晨起空腹喝一杯白开水，有利于刺激肠道的蠕动，促进排便。建议每天喝水2 000~2 500毫升。

（5）养成每天定时并专注排便的习惯：晨起或早餐前后两小时内是最佳排便时间。专注排便，不要在排便时阅读书报和玩手机。

（6）适量运动。适当而规律的运动，有利于增强肠道运动，缩短食物通过肠道的时间，从而缓解便秘。环扎术后适宜开展的运动：盆底肌肉锻炼（Kegel运动）和上肢运动等。

（7）适当服用软化大便的药物，如小麦纤维素、乳果糖等。

85 宫颈环扎术后的孕妈什么睡姿更有助于睡眠？

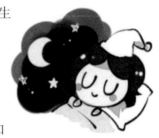

宫颈功能不全导致早产的发生率高，因此多数专家主张卧床休息。但孕妇由于卧床时间过长，且姿势不正确，往往腰酸背痛，甚是烦恼。而且随着子宫和胎儿的长大，特别是到了孕晚期，不当的睡姿，不仅影响子宫的位置，而且会增加子宫对周围组织及器官的压迫，影响子宫和胎盘的血流量。孕妇可以购置U形、C形或楔形睡眠枕头，协助睡眠姿势的维持。

（1）孕早期（1~3个月）：不必过分强调睡眠姿势，但应改变以往的不良睡姿和习惯，如趴着睡觉或搂抱东西睡觉等。可采取舒适的体位，仰卧位、侧卧位均可。

（2）孕中期（4~7个月）：侧卧位或半侧卧位。这段时间要注意保护腹部，避免外力的直接作用和盆腔的重力作用。如果孕妇羊水过多或双胎妊娠，就要采取侧卧位睡姿，这样会感觉舒服些。如果孕妇感觉下肢沉重，可采取半仰卧位，下肢用松软的枕头稍抬高。

（3）孕晚期（8~10个月）：左侧卧位。可纠正增大子宫的右旋，减轻子宫对下腔静脉的压迫，改善血液循环，增加胎儿的供血量，有利于胎儿的生长发育。

86 宫颈环扎术后的孕妈出现春梦怎么办？

春梦即是性梦，是指人在梦中与异性谈情说爱，甚至发生两性关系。性梦的本质是一种潜意识活动，是人类正常的性思维。性梦是不由主观意识控制的，梦和现实差距巨大，不代表真正意愿，性梦十分常见，几乎每个人都做过这类梦。心理学家认为，性梦是在潜意识中被压抑的性欲望的自发暴露，是性心理和性生理发育正常的标志，性梦的自然宣泄，类似一种安全阀的作用，可以缓和累积的性张力，有利于性器官功能的完善与成熟。因国内专家建议环扎孕妈禁止性生活，所以宫颈环扎术后偶发春梦较常见，对母胎没有不良影响。

不建议宫颈环扎术后的孕妈看色情电影，以免夜间春梦引发过于强烈的性冲动，导致宫缩；或者夫妻性生活不当诱发胎盘早剥等。

87 宫颈环扎术后的孕妈，适宜的身体运动和锻炼形式有哪些？

盆底肌肉锻炼和上肢运动。

（1）盆底肌肉锻炼：妊娠后进行特异性盆底肌肉锻炼，能降低尿失禁和膀胱无力的发生率。

（2）上肢运动：手持1 000克哑铃或饮料瓶内装1 000克水或沙，先交替上举，左右各上举10次，然后双手同时上举10次，重复，持续20分钟。

会阴收缩运动

（3）术后评估宫颈长度在正常范围内者，可正常下床活动，但应避免负重、深蹲等增加腹压的动作。

88 使用口服抑制宫缩药物时有什么注意事项？

遵医嘱按时使用，建议孕妈按照用药时间调好闹钟提醒自己用药，以保证体内24小时维持药物有效浓度，达到最好的抑制宫缩效果。如药物使用期间仍出现不规则宫缩，请记录宫缩发生的时间、强度、持续时间并及时与医护人员沟通，方便医务人员指导调整用药时间和联合制订用药方案。经调整用药后宫缩情况无缓解者，请及时就诊。

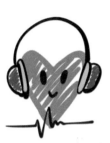

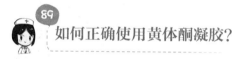

如何正确使用黄体酮凝胶？

（1）从密封袋中取出给药器，此时请不要去除可拧断的盖帽，用拇指和食指紧握给药器的偏粗端，用力甩3~4次，确保将药甩至给药器的较细顶端。

（2）紧握给药器的扁平部，拧下较细顶端的盖帽，丢弃，注意拧盖帽的时候不要挤压偏粗端，避免凝胶在插入阴道或肛门之前就被挤出来。

（3）取侧卧位，轻柔地将细顶端插入阴道或肛门，插入深度大概是较细端管子的一半。

（4）挤压给药器偏粗端，将凝胶挤入阴道或肛门，取出给药器并将其丢弃，请不要纠结残留在给药器中的少量

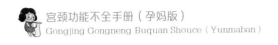

凝胶，因为置入体内的黄体酮凝胶已足够达到预先设定的药物剂量。

 90 使用黄体酮凝胶后需要平卧吗？

（1）不需要。黄体酮凝胶所使用的独特的凝胶可粘于阴道壁，使用后4分钟可自由活动，无须卧床。可根据宫缩情况调整用药时间。

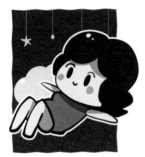

（2）对于宫颈环扎术后的孕妈，有部分专家建议黄体酮凝胶肛门用药而非阴道用药，以避免药渣残留阴道引发感染。

 91 宫颈环扎术后复查白带常规，如何看结果？

清洁度Ⅰ～Ⅱ为正常。清洁度Ⅲ～Ⅳ为异常，可能为阴道炎，同时常可发现病原菌、真菌、阴道滴虫等。可利用显微

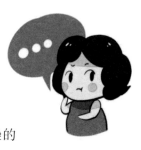

镜，根据经过处理后的白带的形态查明有无滴虫或霉菌，如存在滴虫或霉菌则不论其数量多寡均用"+"来表示，"+"只说明该妇女感染了滴虫或霉菌，并不说明其感染的严重程度。

胺试验 患细菌性阴道病的白带可发出鱼腥味，它是由白带中的胺通过氢氧化钾碱化后挥发出来所致。

线索细胞 线索细胞是指细菌性阴道炎患者有许多杆菌凝聚在阴道上皮细胞边缘，在悬滴涂片中见到阴道上皮细胞边缘呈颗粒状或点画状致使模糊不清者即为线索细胞，它是细菌性阴道病的最敏感、最特异的标志。

临床医生根据胺试验阳性及存在线索细胞即可做出细菌性阴道病的诊断。

92 宫颈环扎术后的孕妈适合远程胎心监护吗？

适合。宫颈环扎术后的孕妈在家里发现任何胎动异常，可马上进行远程胎心监护，医护人员可实时判断胎儿宫内是否缺氧，并及时进行恰当的医疗监护和治疗。另外，目前的远程胎心监护，还可以监测宫缩的频率和强度，为医护人员指导宫缩抑制剂的合理和规范使用提供参考。

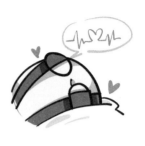

93　宫颈环扎术后的孕妈在产时和产后，有哪些需注意？

（1）特别提醒，宫颈功能不全的孕妈产程会较快，临近预产期不要出远门。若有临产先兆，就近入院，避免院外分娩相关风险！

（2）入院后及时告知医生有宫颈功能不全病史，让医护人员有充足时间做好接生准备。

（3）产后提醒接生助产士，注意检查宫颈是否有严重裂伤。

Q4 宫颈环扎术后的孕妈可以顺产吗？

可以，择期拆除宫颈环扎线后，经医生评估，符合阴道分娩条件的孕妈是可以选择顺产的。而且如果需要的话，分娩操和硬膜外麻醉镇痛分娩也是可以选择的。

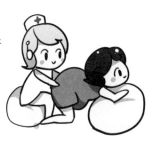

Q5 宫颈环扎术后的孕妈，什么时候入院更安全？

（1）出现腹痛、阴道出血、阴道流液、胎动异常需急诊入院。

（2）有36周前早产史者，达上次早产孕周后，注意评估是否有先兆早产表现，及时入院，避免院外分娩。

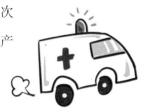

（3）超预产期尚未分娩者。

宫颈环扎术后如何建立医护随访

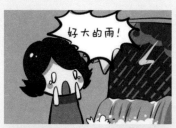

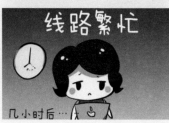

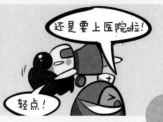

96 宫颈环扎术后孕妈如何进行医护患线上咨询？

随着互联网广泛用于临床，国内产科医院均设立了以微信平台为代表的进行医护患24小时在线即时沟通的平台。其中，广医三院的模式可以参考并借鉴。

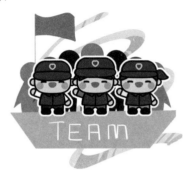

（1）出院前请加入广医三院环扎孕妈微信群，按群公告修改群昵称为：全名+孕周+单胎（双胎）+环扎孕周。请每周定时修改孕周。

（2）出院后自我健康管理时，如有任何疑问，可在微信群中在线咨询医护人员或与其他孕妈们互相交流。

温馨提示

（1）微信群为工作群，请勿在群里发无关的内容及链接，未经医务人员同意请勿擅自添加其他人员入群。如有发生，经医务人员警告后未改正者，将会被请出群。

（2）微信群内所有医务人员均为工作之余义务为大家提供线上服务，难以保证时刻在线，如有不适，特别是夜间出现阴道流血、阴道流液、每小时宫缩次数＞3次时，若群内医务人员未能及时给予回复，请立即到附近医院急诊就诊，不要在线等答复，以保障各位孕妈及胎儿的安全!

（3）就诊后请及时在群内反馈就医过程及处理方法，以方便跟进病情变化和提供力所能及的协助。

97 宫颈环扎术后孕妈如何安排线下防早产教育门诊随访?

广医三院创新性开展由专科护士出诊的"防早产教育门诊"，每周1次，主要做早产相关健康教育、窥诊检查、白带取材、阴道超声宫颈情况分析、宫缩和胎动分析记录、用药情况分析评价等工作，并登记在"宫颈功能不全教育手册"内。

宫颈环扎术后孕妈需要进行定期随访，防早产教育门诊开诊时间为每周二8：30—12：00。

（1）首次复诊，建议在出院1周后，请在门诊挂号复诊。因防早产教育门诊仅周二上午开诊，所有复诊孕妈均可提前挂号，如预约号已满，请及时在微信群联系医护人员。

（2）首次复诊后，一般建议每2~3周复诊1次，而规范的产科医生产检时间则遵循产检医生的安排，定时产检。

（3）请周二前（可提前2周）挂好防早产教育门诊号，于周一上班时间（8：00—16：30）在群里接龙预约复诊，复诊接龙请注明：姓名+诊疗卡号+复诊项目，特殊情况或费用请特别注明。复诊项目开好后，医务人员会在群里告知大家，请关注当天微信群消息，选择微信缴费或现场缴费。

（4）周二根据群消息提示先去防早产教育门诊报到，在护士站前台提供诊疗卡号及缴费信息打印白带条码，然后登记排队等待完成相关项目教育和评估后，进行阴道窥诊检查、白带取样检查和阴道抹洗。

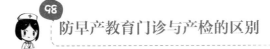

85 防早产教育门诊与产检的区别

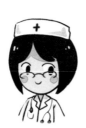

防早产教育门诊属于护理门诊，产检门诊是医生围生期保健门诊，两者需要同步进行，保健内容互相补充，缺一不可！

广医三院的"宫颈功能不全教育手册"需要填写哪些内容？

（1）如出现不规则宫缩，请填写好宫缩记录表，并注明宫缩时间、强度、次数及使用抑制宫缩药的时间和效果，在微信群发图，以便医护人员进行评估并制订处理方案，保障母婴安全。

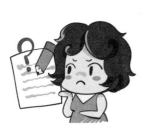

（2）孕期其他用药及每次产检母胎的检查结果，也请按"宫颈功能不全教育手册"表格要求填写。

100 外地宫颈功能不全的孕妈，如何在广医三院预约手术？

（1）在广医三院微信官网或公众号"柔济糖妈妈在线"，可以提前1~14天微信预约挂号。

（2）预约成功后，就诊当天于产科门诊三楼候诊厅报

到，进行血压和体重测量后，按门
诊护士的指引，到挂号的医生处就
诊即可。

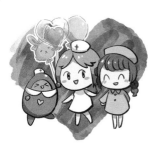

（3）若网上预约挂号未能成
功，则可以在产科门诊三楼候诊
厅和护士沟通，办理绿色通道挂号
就诊。目前暂时在周二全天和周三下午开放绿色通道。

（4）在门诊就诊后，按医生指引，完成相关检查后，
"宫颈功能不全创新工作室"也会开放绿色通道尽快安排入
院和手术相关事宜。

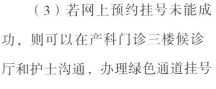

101 如何在广医三院预约建档？

（1）预约建档时间：建议妊娠12~14周，完成社区免
费的胎儿NT检查和胎儿早期唐氏综合征筛查后，或者完成
环扎手术后。

预约建档建议备齐的医学资料：夫妻双方的婚检资料、
妊娠后进行的各项检查资料；有分娩史、手术史者，当时的
手术记录和出院小结；有不良妊娠史者，家族的相关遗传学

检查资料和其他化验、影像学检查资料等；有高血压病、糖尿病等慢性疾病史者，近1年的血压、血糖监测情况和用药情况的自我监护记录本；有红斑狼疮等自身免疫疾病者，近1年的自身免疫抗体等风湿活动监测情况和用药情况的自我监护记录本；罹患其他内科或妇科疾病者，也需要带齐相关医学检查资料。

（2）建档内容填写：在产科门诊候诊大厅，听从前台护士指引，利用自己的手机，网上完成建档内容填写。

（3）生育保险医院定点：需办理生育保险定点医院者，首诊产科医生开具妊娠诊断证明书后，携带广州市生育保险就医证明（带公章，一式两份）、身份证、围产卡或医生开具的妊娠诊断证明书，在门诊一楼大堂客服中心"生育保险定点"专窗办理。

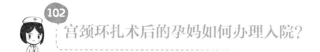

102 宫颈环扎术后的孕妈如何办理入院？

经门诊或急诊评估需入院的孕妈，医生开具入院通知单，凭入院通知单到入院接待处签署入院相关文件后，移步住院收费处交付住院押金，并办理医院的饭卡，办理好所有手续后乘坐电梯到达相关科室护士站处报到，提供相关证件资料给护士审核登记。

103 宫颈环扎术后的孕妈准备入院分娩需要准备哪些生活用品？

（1）孕妈篇：手机、充电宝、食物、带吸管的保温杯（或保温杯+吸管）、产褥垫、产妇卫生巾、产妇内裤、乳头保护罩、哺乳内衣、防溢乳垫、吸奶器（非必须）、哺乳枕（非必须）。

（2）宝宝篇：婴儿纸尿片、毛巾、便盆、宝宝湿巾、护臀霜、婴儿沐浴露、宝宝衣服（宝宝出院时准备）。

（3）证件资料篇：身份证（原件+复印件）、准生证（原件+复印件）、产检资料、并发症记录本（包括糖尿病日记本、高血压病日记本、宫颈功能不全教育手册等）。

104 广医三院孕妈在产三区住院期间有哪些温馨小 Tips?

（1）入院后原则上不许请假。疫情期间，注意勤洗手、戴口罩、少聚众，听从医护人员的指引，减少不必要的人员探视和陪护，无特殊原因不得擅自离开病区。

（2）有发热、腹痛、阴道流血（或流水）、胎动（心）异常，请随时按床头铃通知医护人员。

（3）住院超声检查：产科胎儿超声检查在病房12楼超声室进行，妇科超声检查在2楼超声室进行。

（4）床旁胎心监护：请不要随意触碰仪器，进行床旁胎心监护前，请排空膀胱，采用左侧卧位或半坐位，常规监护30分钟，若监护仪报警，或胎心率显示小于120次/分，请及时按床头铃通知医护人员。

（5）安胎的孕妈建议在床上做肢体运动、按摩、进行双下肢气压治疗等，以预防下肢静脉栓塞发生。

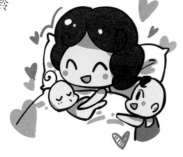

（6）测体重请清晨空腹进行，测血压最好是卧床休息5~10分钟后进行。

（7）请自觉进行胎动和宫缩的观察并填写记录表，有异常随时通知医护人员。

（8）妊娠合并糖尿病的孕妈请按专科护士指导进餐并填写记录表，科学饮食，中餐和晚餐后半小时在护士站前跟随视频和音乐跳健康操；每周三下午参加示教室科普讲堂健康讲座，每周五下午"糖妈妈体验营"实操教您自我掌控糖尿病。

105 宫颈环扎术后的孕妈需要复印住院时的病历资料吗？

（1）出院1周回院复诊时，请携带本人身份证，到病案室打印出院小结、环扎手术记录、化验结果、超声检查结果；或登录柔济病区复印小程序，线上申请复印住院资料，医院可提供打印后邮寄到家服务。

（2）请孕妈将打印的资料装订在"宫颈功能不全教育手册"首页，以方便接诊医务人员了解病情。每次复诊及产检时，请随身携带手册。

第九章

身边的故事

9

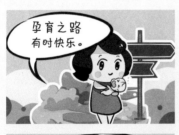

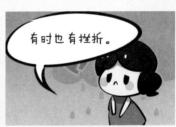

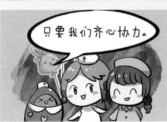

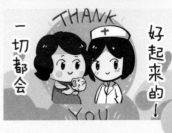

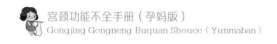

我的宫颈环扎之路

Faye

我是来自东莞的二胎妈妈，是一名小学教师，我已经在广州医科大学附属第三医院（以下简称"广医三院"）产三区做过两次宫颈环扎手术了。回想起这两次的环扎过程，我的心态和状态都是截然不同的。下面我将分享一下两次环扎的心路历程，希望能给正在环扎路上的姐妹们提供一些正能量。

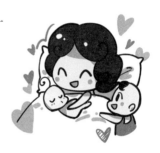

一、第一次治疗：治疗性宫颈环扎

我的第一胎是"矜贵胎"，是在婚后第五年才怀上的。而且，我在2013年曾经有过孕中期23^{+5}周试管双胎破水的流产史，更糟糕的是子宫在流产后清宫时穿孔了。经过多年、多地、多次和多法调理，我在2016年5月才终于怀上了大宝。

因为大宝来得不容易，所以我度过了一个"小心翼翼"的孕期。自从发现怀孕后，我就一直请假卧床全休，由于身体曾元气大伤，在怀孕初期就不时见红、宫缩。我曾在东莞的医院保胎2周，但宫缩都反反复复不见好，在孕14周时转院至广医三院产三区继续治疗。这里的医生在检查时发现我的宫颈可容一食指，结合之前的流产史和子宫穿孔史，诊断了四个方面的问题：一是宫颈功能不全，二是孕晚期先兆流产，三是瘢痕子宫，四是不良孕产史。为避免随着胎儿月份增大、增重而出现胎漏，我需要行宫颈环扎手术。

2016年8月19日（孕18周），在宫缩渐渐消除和白带常规符合手术标准后，李映桃主任帮我做了宫颈环扎手术，术程顺利、情况稳定。术后（孕18$^+$周）宫颈管长47毫米，环扎线距离外口约15毫米，宫颈管呈T形。8月23日，我出院了。

出院之后，我一直全休卧床到生产，还每天继续肛塞一支黄体酮阴道缓释凝胶（雪诺酮）以防宫缩出现，同时常看娱乐节目保持心情愉悦，告诫自己不要胡思乱想。除了吃饭、去洗手间，我都不敢下地走路，连洗澡都是全程坐着，走得最远的距离是从房间里到阳台。去医院产检、定期复查白带常规和宫颈B超时，我都是全程坐着轮椅出入……整个孕期患得患失，心情很是紧张。

最让我印象深刻的是，由于头胎没什么经验，身体一有什么状况，如术后有一点出血、白带突然大量流出等，都会让我惊慌失措，每到这时我都会第一时间询问环扎群里的医生、护士和姐妹们。幸好有主任、护士专业的解答和姐妹们的经验分享，我才能时刻感觉到安心和温暖。特别是收到群里的姐妹们一个接一个36周拆线或足月抱娃的喜讯，我在由衷地为她们感到高兴的同时，也看到了希望，很希望自己能熬到那一天，欢欢喜喜生个健康娃。

虽然每天躺在床上度日如年，但熬着熬着也出头了，我也熬到了36周拆线，最后一次宫颈B超检查（孕35$^+$周），宫颈管长51毫米，距离外口约17毫米，宫颈管呈T形。

2017年1月，大宝乖乖地等到39^{+1}周才出生。我心怀感激，大宝的平安出生，有赖于李映桃主任带领下的产三区全体医护人员的妙手仁心和保驾护航，以及环扎群里姐妹们的答疑解惑。我如愿以偿地当了妈妈，顺利完成了从女人到母亲的蜕变历程。

二、第二次治疗：预防性宫颈环扎

第二胎小宝是在2018年8月从澳洲旅游回来后发现怀上的，当时大宝才1岁7个月。当得知自己意外怀孕后，我第一时间咨询李映桃主任，头胎做了宫颈环扎术，这一胎还需不需要继续环扎？为提前计划、做好准备，李主任让我孕12周时检查再决定。

孕12周一到，我就如期赶至广医三院。李映桃主任检查后，认为我的宫颈依然很松，还是有做宫颈环扎的必要。我随即请假，于2018年10月底（孕13^{+5}周）入院做第二次的宫颈环扎术，感谢李映桃主任再一次亲手帮我缝上这道"神仙线"。术后（孕14^{+}周）宫颈管长43毫米，距离外口约5毫米，宫颈管呈T形。我于11月5日顺利出院，出院后，全休了2周后继续上班。

因为已经有了一胎的经验，怀上二胎后，我的心态完全不一样了，从容淡定了很多，或许头胎的月子坐好了，身体也没什么不适，所以怀孕后我一直坚持上班。我的生活完全能够自理，洗澡也都站着，大宝还每天都要撒娇让我抱抱。我每天开车上下班，每天爬三层楼梯办公，上课、测验、考试、评职称、做课题、外出学习培训等样样不落下，同事们还笑我说怀孕后走路还带风。周末或假期，我也闲不住，虽然不敢坐飞机出远门，但周边的广州、深圳、佛山、珠海、香港等通通自驾游了个遍。饮食方面，除了咖啡和酒，酸甜苦辣、冰的、热的、寒凉的全都来者不拒。每个月我都按时去医院产检，产检都是自己一个人去的，不需要家属陪同，定期在广医三院做白带常规和宫颈B超检查。所有的检查结果都是比较理想的，最后一次宫颈B超检查（孕31$^+$周），宫颈管长42毫米，距离外口约14毫米，宫颈管呈T形。

唯一遗憾的是，由于平时工作很忙，下班回家还要照顾大宝，所以经常都没时间跟环扎群里的姐妹们分享一些过来人的经验。有时，我也会和群里的部分姐妹私下交流，她们都很佩服我坚持上班，到处去旅游，宫颈管还能保持得那么长……

其实，在第一次宫颈环扎之后，我也以为环扎过后就必须卧床全休才能坚持到足月生产，以前我也会很羡慕群里那些还敢去爬山的第二次环扎的姐妹。但我经历了两次宫颈环扎术后才感受到，有了第一次的经验，加上已经有了大宝，自己的心态会变得从容淡定，会敢于尝试着做一些力所能及的事。慢慢地，我发现能做的事情越来越多，自理能力越来越强，当然，这是在身体允许、检查结果无异常的前提下才去逐步尝试的。心态好了，能力强了，怀第二胎每天都没闲着，时间也过得飞快。转眼间，小宝也孕37周足月了，我仍要保持好心情，以平和的心态静待花开。

知恩惜福，常怀感恩！两次宫颈环扎，截然不同的心态，我的环扎之路一路顺畅，收获了不一样的风景。这离不开广医三院产三区医术精湛、医德高尚的医生、护士们的保驾护航，特别感谢两次帮我做环扎手术李映桃主任，感谢王艳姑娘、曾丽珠姑娘、邓燕红姑娘无微不至的指导和护理，是这些女神们为我扫除了环扎路上的所有阴霾，让我看到前路的光明和希望，体会到了足月抱娃和为人母的喜悦！环扎群里的姐妹们互相安慰和打气也让我心里暖暖、信心满满！感谢和感恩一路上遇见的一切可爱的人儿和靓丽的风景！

以上是我两次的宫颈环扎经历，与还在环扎路上的姐妹们共勉，希望能给大家带来一些帮助和正能量！

愿广医三院产三区全体医护人员工作顺利，所有环扎路上的姐妹们都能收获喜悦！

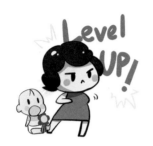

宝妈升级记

卢婵

　　这世上，结婚、怀孕、生子对有些人来说再寻常不过。可对于我来说，却像《三生三世十里桃花》的白浅飞升上神一样，要过五关、斩六将，一路降"魔"除"妖"，披荆斩棘，一不小心还会被打回原形。

　　我们夫妻俩因为无法自然怀孕而接受了试管婴儿。本以为只要怀上孩子，就可以顺利生产。然而第一次怀孕时，我的宝宝却因我的宫颈功能不全，在6个月大的时候离我而去。

　　第二次怀孕时，我本打算3个月后就去做预防性宫颈环扎，环扎后就待在家里安胎，直到宝宝出生。可计划永远赶不上变化……

一、第一关: 大出血

怀孕刚到第6周, 我开始大出血, 而且2周1次, 共历经了4次。医生告诉我, 有可能是胚胎发育不良导致, 这是优胜劣汰的自然规律, 要做好心理准备。因为保下来机会不大, 出血过多还会危害子宫, 他建议我放弃这个孩子。可是我不忍心, 宝宝还有心跳, 他在很努力地成长, 我不能就这样放弃。可能是我的诚心感动了老天爷, 孕18周时出血停止了。B超显示, 让我日夜不安的宫腔积液也奇迹般消失了。

二、第二关: 术前治疗

我正准备做环扎手术, 宫缩不期而至, 还有假丝酵母菌阴道炎, 这两项都是做宫颈环扎术的禁忌。我一边接受炎症治疗, 一边还要抑制宫缩, 硫酸镁、安宝都用上了。打过硫酸镁的孕妈都知道, 那种口干舌燥、浑身发烫、喝水喝到吐的感觉有多难受。然而上述方法还是没能抑制住宫缩, 我的宫颈长度也一直在缩短。由于害怕重蹈覆辙, 我强烈要求尽快实施宫颈环扎术。产三区的李映桃主任在全面了解我的情况后, 觉得我也勉强达到手术指征, 同意行宫颈环扎术。令

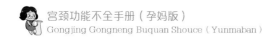

人欣慰的是，手术十分顺利。

三、第三关：麻醉后遗症

一波刚平，一波又起。术后我发现自己根本起不了床，头稍微抬起来一点就又晕又疼，浑身无力。我以为是卧床太久的原因，打算坐起来缓和一下。但坐起来完全没有用，而且时间越久头越疼。医生说可能是麻醉或者安宝的副作用，为避免症状加剧，要先把安宝停了。然而停了安宝以后，我的头疼没有半点缓解，宫缩又开始频繁起来，尤其到了晚间，近5分钟就发生1次。我感觉自己快要崩溃了，像个废人一样躺在床上，吃喝拉撒都要人伺候，要是这样宝宝还没保住，我可能会疯掉。根据我的状况，医生马上调整了治疗方案，用上姐妹们俗称的"路易威登LV"——阿托西班。要命的宫缩终于抑制住了，这才把我从崩溃的边缘拉了回来。

麻醉师最终找到了头疼的症结所在，原来是打麻醉针留下的针眼还未愈合，导致脑脊液渗出。只要一直平卧，针眼愈合就会快一些。1个星期之后，我的头疼症状才消失，我终于可以起床上厕所、洗澡了。宫缩抑制住了，头也不疼了，这个关算是闯过去了。

四、第四关：控糖

住院期间，我做了口服葡萄糖耐量试验（OGTT），被确诊妊娠期糖尿病，我的控糖之路就此开启。一天扎7次手指，还要自己扎，从刚开始的害怕，到麻木，再到害怕，我已经记不清自己手指上有多少个针眼。接着是吃控糖餐，我起初什么都不懂，以为只是不吃甜食，后来才知道控糖餐非常讲究，要求种类丰富、定时定量、高低搭配，还要与运动结合才能有效控糖。因为要控糖，我所有的饮食习惯都要改变，每天都要为今天要吃什么而发愁。后来，我在群里看到姐妹们发出来的饮食要求、每日餐图，就参照大家的吃法去吃，并把自己每天的餐图发到群里。只要搭配错了，姐妹们就会帮我纠正过来，晚上珍珍老师也会对我们的饮食进行调整，我终于不用为了每天的饮食发愁了。从什么都不懂，到获得珍珍老师和李主任的表扬，我越来越有信心，越来越有动力去做得更好。由于做了宫颈环扎手术，前期我不敢过多走动，每天的运动就是在家里举水瓶，举久了两只手臂酸痛得不行，但是一偷懒血糖马上就飙升，真是一点小心思都不能动。

五、第五关：其他的"小症状"

反复的假丝酵母菌阴道炎也把我搞得焦头烂额，用药后复查正常，停药后再查又复发了。宫颈长度也是时短时长。病情真像是盘丝洞里的小妖精，怎么打也打不完，我的心情也是时好时坏。幸好一路上有李主任、艳姐姐和珠姐姐的鼓励和开导，每次她们的一句"很棒！很好！"，都能让我安心回家。

进入孕晚期后，我每天都出去散步，偶尔还会和家人去外面逛逛，自我感觉状态越来越好。在孕35周，我返回医院拆线，线拆完了，感觉整个人的精气神又回来了。

拆线10天后，我的小宝宝出生了，我于36$^+$周顺产2 700克健康女宝宝。虽然还是没能坚持到足月，但是我很满足，我终于如愿以偿地升级为一名宝妈。虽然过程千辛万苦，心里五味杂陈，但留在我记忆里的，只剩下唯一的"甜"。

我很庆幸遇到了李主任，遇到了艳姐姐和珠姐姐，还有珍珍老师。我时常想，如果早两年遇到她们，或许我的人生就会少一些遗憾。但过去的事终究已经过去，我们更要珍惜现在，过好未来。

非常感谢李主任这个超级棒的团队，希望产三区团队越来越好，越来越壮大，能帮助更多的人。

终于等到你，
感谢一路有 "李"

包包

"终于等到你，还好我没放弃，

幸福来得好不容易，

才会让人更加珍惜。

终于等到你，差点要错过你，

在最好的年纪遇到你，

才算没有辜负自己，

终于等到你。"

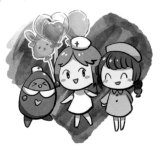

短短的几句歌词足以表达我此时此刻的心情！你们感受到了吗？如果感受还不够深刻，那么我就跟大家分享一下我难忘的孕育之旅吧！

我结婚6年，期间有过两次生化妊娠，怀过一次双胎。那次双胎5个月时开了宫口，我没有保住自己的孩子。医生检查后怀疑是由宫颈功能不全引起的，建议下次最好做宫颈环扎手术。流产后1个月，我就迫不及待地做了宫颈功能不全检查，结果显示并不是宫颈功能不全。谨慎起见，我也在网上找了相关讯息，看到了有同样经历的姐妹，分享自己从成功怀孕到生产的经历。在她们的字里行间，我了解到有这么一位权威专家——李映桃主任，她是宫颈功能救治领域的佼佼者。

由于大月份流产，我的身体一直处于恢复状态，不仅被各种炎症反复困扰，还有间歇性的失眠，这让我几乎失去了备孕的信心。前后两年时间，我都不敢尝试再次怀孕。

直到2018年的一天，我偶然了解到广医三院有专家免费义诊。那天我早早起床去排队，终于见到了心目中的偶像——李映桃主任。她面容端庄秀丽，态度和蔼可亲，说话音色温柔。印象最深刻的就是她的招牌笑容，简直就像一缕阳光照进了就诊孕妈们的心里。虽然和李映桃主任只是第一次见面，但我却备感亲切，我把自己的经历原原本本地告诉了她。李主任安慰并鼓励我道："姑娘，没事的，下次怀孕了就来找我，我帮你评估一下。你要对自己有信心，要坚信每个女人都有成功生育的能力！"李主任的话让我重拾信心，既然专家都说可以，我便放下了心头大石，毫不犹豫地开始了我的备孕之旅！

2019年3月，我怀孕了，我和老公暗自高兴。然而这份喜悦却不敢张扬，因为以前经历了太多失败，只要一天没能顺利生产，我便一天都会忐忑不安！

3个月危险期一过，我马上在网上预约了李主任的号。李主任的号十分热门，能够预约上实属万幸。就诊那天，诊室前真是人山人海，好不容易轮到了我，我突然紧张起来。李主任给我检查完，神情有些凝重，她告诉我，我的确是典型的子宫严重后倾后屈。我急了，连忙问自己最近尿频、尿急，一个晚上最多只能睡2个小时，是不是可以归根于这个原因。李主任点点头道："有这个可能！"她接着说我的宫颈有点松软，等第四个月再来决定要不要环扎。

原本想着第四个月的时候再来，没想到还没到1个星期，我就在上班时感觉腹部不适，尿急但尿不出，肚子胀痛得难受。于是我请假去了医院，医生诊治后说是急性尿潴留，需要插导尿管。得知这种情况，我非常紧张，因为经常插尿管会有感染的可能，我怕影响肚子里的宝宝。情急之下，我在没有预约的情况下，直接找了李主任。原本想找她拿加号，可是我来得太晚，她根本就看不完上午门诊的患者。然而我不死心，哪怕自己是最后一个，也迫切希望李主任给我一点意见。于是我在一旁静静等候，一直等到下午2点左右，李主任终于看完上午的号，此时，她连饭都顾不得吃上一口。医者父母心，李主任见我还在等，就直接把我叫了过去。我迫不及待地把自己的情况告诉了她。李主任听完，就说先帮我检查一下。这本是我梦寐以求的事情，然而这个时候的我却有些尴尬，因为我是带着尿袋去就诊的，由于怕错过李主任的问诊机会，守候了一个上午，来不及把积了一半的尿液倒掉。我生怕别人用异样的眼光看我，就把尿袋藏在裙子里，用胶布把它固定在大腿上。由于胶布粘贴得不牢固，走路摩擦导致尿道口出血，尿液也呈红色。现在让我掀起裙子，真是太难为情了。看到我为难的样子，李主任也明白了怎么回事，马上换了个话题道："你这是因为子宫后倾后屈严重导致，我教你怎么矫正吧！"于是，她手把手教我做胸膝卧位，还建议我换一个睡姿，用趴着睡来矫正，还安慰我说等迟点子宫长出盆腔就没事了。果不其然，通过1个星期的矫正，我的尿潴留消失了，而且整个孕期都不再困扰我。

怀孕第4个月，我应约来找李主任。李主任给我做了检查后，建议我入院准备做手术。这一次我也没有犹豫，听李主任的准没错！那天，李主任给我做手术，一般人只是环扎一圈，但是我的情况特殊，李主任当机立断给我做了双重环扎。这根帮我守住子宫大门，不让宝宝提前偷步的"神仙线"，对我来说真是太重要了。麻醉还没消，李主任就在我耳边道："手术很成功，剩下的事就要靠你自己努力啦！"

晚上8点左右，麻醉药药性渐渐消退，我的手术部位有点隐隐作痛。护士姐姐来帮我检查，发现我有血水状分泌物，她急忙找来当晚值班医生。那时我的麻醉药已经完全消退，宫缩的感觉越来越明显。我突然感觉下面有一股暖流正缓缓流出，值班医生立刻用试纸进行检验，她看着验检结果有些沉默。值班医生告诉我不要紧张，她们会想办法。她越是这样安慰，我越是感觉不安，急忙道："你们能跟李主任说一下我的情况吗？我好想保住这个孩子！"医生答应了我的请求，走出病房给李主任打电话。她一走，我和老公的情绪就崩溃了。现在才16周，原本是打算预防性环扎，竟然来了个破水，恐怕凶多吉少。

值班医生很快回到病房，她告诉我李主任已经知道情况，并且开了些药给我抑制宫缩，让我安心休息，她们一定会有办法。我虽稍稍平复了一下情绪，但也掩不住内心的悲伤，纠结该不该把这个坏消息告诉家人。那个晚上，我和老公彻夜未眠。

好不容易熬到天亮，李主任7点就来到病房。检查后，李主任冷静地把最坏和最好的情况详细地说给我们听。听完后，我和老公的情绪再一次崩溃，两人四目相对，泪水长流，实在是无法承受失子之痛。就在这时，我的主管护士王艳姑娘来了，我原以为她是来安慰我，没想到她一来就劈头盖脸、中气十足地把我们夫妻俩说了一顿："哭对孕妈的身体不好，况且哭也没有用，既然来到医院就安心治疗，现在就当进了赌场，输赢还没有定数为什么要先哭了起来。有个患者也是你这种情况，最后还不是38周生子啦！心态一定要好，叫苦有人比你们更苦！在李主任的带领下，没有什么事是不可能的！"这一番话惊醒了梦中人，王艳姑娘重燃了我们夫妻的希望！功夫不负有心人，在李主任带领的医护团队的精心照料下，我留院观察了3天，流水竟然奇迹般地止住了。我开始下床大小便，情况大有好转。我和老公欣喜若狂，失而复得的感觉真好！环扎术后5天，我顺利出院开始回家养胎。

出院后，我每2周定时复查宫颈长度，进行阴道抹洗，日子慢慢好过起来。期间李主任团队的王姑娘和曾姑娘，每天对我嘘寒问暖，及时解答我提出的问题。

日子最终来到了第35周。由于突然的腹泻来袭，我要提前拆线。这次拆线真的感谢李主任、王姑娘和曾姑娘，她们放下手头的工作，优先帮我顺利拆除环扎线。

一路走来，真的不容易，尤其对于我们这些物质条件不是十分宽裕的家庭，更是如人饮水、冷暖自知。感谢一路有"李"——李映桃主任带领下的14楼产三区的所有医护人员团队，让我终于等到了你，我坚强的宝宝！感恩能遇上这么好的团队，为我的孕育旅途保驾护航，让我最后成功驶进了幸福的港湾！感恩遇见！谢谢宝宝的守护天使们！你们辛苦了！

女神赋予的两道曙光

幸运星

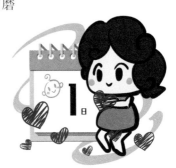

我要讲的是一个充满曲折与磨难的就诊治疗故事。开局喜忧参半，过程柳暗花明，结果自然是守得云开见月明。我的故事是建立在失败基础上的成功，希望那些正在经历这个过程、也有类似困扰的人们，看到这个故事后，能以此为动力，坚定信心，努力追求，最终到达幸福的彼岸。

我是个多囊卵巢综合征患者，结婚好几年才第一次怀上宝宝。然而2017年8月7日，怀孕23$^+$周的我因为突然破水，失去了肚子里的宝宝。事后我找了广医三院的李映桃主任查看宫颈情况，李主任判断为宫颈功能不全。她叮嘱我下次怀孕了记得去找她环扎。李主任是个温柔、有耐心的医生，脸上永远带着亲和的微笑，她就是我故事中的"女神"。

2018年1月，我发现自己怀孕了，如获至宝的我对这个小生命呵护备至。孕13周刚过，我就去找李主任做环扎。环扎要打麻醉药，我对针头很恐惧。李主任微笑着安慰我："不用怕，这是小手术，几分钟就可以完成了。"

听到手术只要几分钟，我马上变得很配合。麻醉后，李主任开始实施手术，耳边传来干脆利落的钳子声，然后是扎线，转眼间手术就完成了。李主任一边做一边告诉我手术情况很好，没有出血。看了李主任递过来的手术照片，我悬着的心终于放了下来。这是女神赋予我的第一道曙光，她为我照亮了前路，让一个在夜色中摸黑前行的人，有了对未来的憧憬。

出院后，我小心翼翼地做着日常护理，除了上洗手间和吃饭外，其余时间都在床上度过。我每2周回医院做1次宫颈检查，宫颈长度从开始的39毫米、34毫米，逐渐缩短到26毫米、16毫米，内口开呈V形，肚子偶尔还有一边硬、一边软的感觉。我当时以为是胎儿拱起来造成的，后来咨询了曾丽珠姑娘，才知道是假性宫缩。李主任建议我用黄体酮凝胶治疗，不久，宫颈却再由V形变成U形。

孕24^{+5}周时，宫颈B超显示内口开到外口。我忧心忡忡地拿着B超单去找李主任，李主任第一时间安排我入院治疗。当时，我们夫妻俩都很害怕，怕再一次失去。为了等到护士安排的床位，我更是极度克制，膀胱充满尿液都不敢去上厕所。

住院后，我第一次在床上小便，折腾了很久也排不出，最后只能插上尿管。但是一插上尿管，宫缩次数马上增加了，1小时达到三四次。挂上的"安保"由5滴增加到10滴，才总算抑制住宫缩。接着就是解决大便问题，这个问题比小便难度更大。我本来就有点便秘，虽然吃了小麦纤维，但仍然2天都排不出大便，在洗手间搞得大汗淋漓还是以失败告终，最后只能用一丁点开塞露才勉强解决。就这样，我在医院留院观察了1个星期。

2018年7月2日早上，李主任给我作宫颈内检评估。在结果没有出来之前，我信心满满，觉得应该没多大问题。

可是人算不如天算。李主任检查后告诉我，情况不理想，水囊已经凸出宫颈口。主任把白色水囊凸出的照片拿给我看，我的脑子仿佛瞬间被掏空了，既害怕，又紧张，嘴唇也微微发抖。我怯怯地问李主任："可以保胎到28周吗？"李主任想了想说："水囊凸出很容易破水，估计有点难。"我内心极度崩溃，眼泪刚滑到眼角，突然又听李主任说："考虑宫颈看起来长度还行，可以尝试再次环扎。"

我的内心突然亮了，女神的第一道曙光照亮了我的前路。而这第二道曙光，燃起了我内心的希望火苗：如果有希望保胎至28周，宝宝存活的机会就很大！

可李主任又说，再次环扎风险很大，手术中也有弄破水囊的可能。我记得李主任说过我的宫颈长度不错，机会还比较大。我相信主任的判断，于是跟先生商量后，决定做二次环扎。

那天下午，我被推进了手术室。先生紧搂着我的手有些颤抖，眼泪在他眼眶里打转。先生安慰我说没事的，我们一定会美梦成真。关上手术门的那一瞬间，我勉强微笑着做了一个胜利的手势，请他相信我一定会坚强，我们母子会平安做完手术。

我记得第一次做手术时，我一上手术台就很害怕。但这次，我没有像上次那样手足无措，内心慌张，因为我知道只有淡定配合，手术才有更大的成功概率。

手术前期，钟彩娟医生知道我害怕针头，非常贴心地让我抱着她，我感觉她的身体是这冰冷手术室里最温暖的依靠。一系列麻醉和术前准备工作做完，手术正式开始。我努力克服内心的恐惧，尽力放松心情，看着我的女神和医护人员们努力挽救我的宝宝。

虽然手术时间才短短十几分钟，但我感觉好像过了一个世纪。李主任宣布手术很成功，没有弄破水囊。我当时的心情十分雀跃，高兴得差点叫了出来，好像拥有了全世界！我真的想亲一下我的女神，太爱她了，她就是我们一家的恩人！

然而，手术后的恢复过程并没有我想象中那么美好。刚做完手术，宫缩又开始频繁起来，1小时四五次，用了安保15滴，阴道还流出类似羊水的血样分泌物。我的心情又一次沉到谷底，哭着求李主任帮我保到28周。李主任摸了下我的肚子说："尽量，再观察几天。"

二次环扎后要求全天卧床，吃喝拉撒都在床上，这对一般人来说很难接受。拔了尿管，在床上排尿也很困难，我尿意急迫到出现宫缩了也不能顺利排尿。这时，王艳姑娘给我做心理疏导，教我放松，紧张只会拖后腿，只要尽了力，就顺其自然。我慢慢放松下来，终于解决了排尿问题。

排便也是如此。我本来就有便秘，做完手术不能用力，不能使用腹压，只能自我调节。王艳姑娘教导我要多吃蔬菜、小麦纤维和乳果糖，医护团队也一直在我身边陪伴。患有妊娠期糖尿病的我，饮食方面也格外小心，在医护团队的指导下，我最终跨过了便秘这道难关。关关难过关关过，我从此信心倍增，心情也好了起来。宫缩也时常出现，但在微信群里姐妹们的鼓励下，我克服了对它的恐惧，果然应了那句老话：

困难是弹簧，你弱它就强。我强大了，宫缩的问题也日渐消失，到后来基本没有出现。

就这样，我每天和宝宝聊天，和宝宝说加油！自己也时常保持愉悦的心情，有事及时向李主任的医疗团队反映，她们自然会帮我解决。时间一天一天过去，终于到了孕28周，现在已经能触摸到宝宝在肚子里的活跃胎动，我感到非常幸运，做妈妈真幸福！

故事到了结尾，我已孕32$^+$周，正开心地等待宝宝的出生。我会继续努力，继续坚持！就算上天判定99%的不可能，我也要做那个拿到1%的坚持而努力的人。环扎的姐妹一定要坚强，一定要加油，别人只能帮我们解决一半，剩下的只能靠自己努力。

感谢我的女神李映桃主任和产三区医护团队给了我两道曙光，祝所有妈妈都顺顺利利！平平安安！

后记：幸运星孕38周分娩体重2 800克健康男宝。

仁医手中线，圆我母亲梦

在现代所谓的快餐文化社会里，人们鲜有时间静下心来看看书，写点自己心灵深处的感悟。感谢广医三院给了我这个机会，让我重新拾起搁下许久的笔，闻闻久违的笔墨书香。

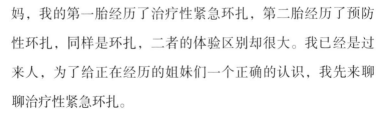

落笔之际，满满的都是回忆。作为一名宫颈功能不全的孕妈，我的第一胎经历了治疗性紧急环扎，第二胎经历了预防性环扎，同样是环扎，二者的体验区别却很大。我已经是过来人，为了给正在经历的姐妹们一个正确的认识，我先来聊聊治疗性紧急环扎。

一胎孕23周左右，我到医院照四维B超，照B超过程中医生发现宫口已开2厘米，随即安排我入院进行了治疗性紧急宫颈环扎手术。术后卧床3个多月，那段时间我一直在担忧和恐惧中度过。万幸的是，宝宝最终在37周足月出生。

对于治疗性紧急环扎，主要有以下几点要格外打起精神对待：防感染、防宫缩、防便秘、多卧床。

一、防感染

李主任告诉我关于清洗私处最重要的一点就是：任何医用药物都比不上清水好用。所以，每次大小便后，家人都帮我用流动的清水冲洗私处，同时每天勤换内裤，用开水烫、阳光晒来消除病菌，若遇上潮湿天气就用干衣机烘干。

二、防宫缩

刚做完手术时宫缩很频繁。我先是打点滴，后面才改为口服药。记得挂安宝点滴的时候，我出现了很严重的不良反应，心跳加速、呼吸不畅，感觉非常痛苦！后来随着宫缩减少、减弱，改为口服药，再后来因为没有明显宫缩就停了药。所以要时刻留意宫缩情况，如有不适要及时用药或就诊。

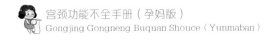

三、防便秘

毫不夸张地讲，便秘是术后最痛苦、最难受的事。起初使用便盆时，我发现自己排便还比较正常，心想既然能排得出，那吃东西就可以随意一点，所以术后1周便任性地吃米饭等食物。但随之而来的是连续3天无法排便，每天即使有很强烈的便意，但无论怎样就是排不出。而且我又不敢下床，家人无奈之下连筷子都用上了，其中尴尬无法用言语来表达！那时还在住院，医生开了乳果糖也不管用，最后实在没有办法，我只好硬撑着起身上厕所，非常艰难才排了便，排便时一度非常担心自己用力过大而崩开环扎的线。从那以后，我每天的早餐固定只吃无糖燕麦片，其他时候多吃绿叶蔬菜和火龙果。由于饮食方面上了心，之后就再也没有出现便秘的问题。所以，长期卧床一定要注意膳食纤维的摄入，如燕麦片、地瓜、玉米等，当然蔬菜和水果也非常重要。

四、多卧床

由于术后以卧床休息为主，我当时也有点紧张过度，连大小便和洗澡都不敢下床。但术后每2周1次的B超检查仍显示，我的宫颈长度在不断缩短，最后一次32周B超检查显示，宫颈长度只剩下8毫米。其实医院的建议是28周后即可下床，毕竟长期躺着不动对健康也很不利，容易导致腿部静脉血栓。于是32周后，我只有80%的时间卧床，也敢下床大小便和洗澡了。我是属于谨慎有余的，这一条建议姐妹们可以根据各自的情况决定是否采纳。

一胎过后，3年过去了，上天又给我制造了一个惊喜，二宝在我没有任何心理准备的时候悄然来临。

有了第一次的经验，我在孕12周的时候就找了李主任。在我14⁺周的时候，李主任为我安排了住院手术。也许真是天意，这次入院住的床位竟然就是我第一次住院时的床位——1430床。我对这张床位太熟悉不过，一胎时在上面一连躺了几个月，就连2016年的新春佳节也在这里度过。看着那一张张熟悉的医护人员的面孔，我的内心一下子涌出了千百种滋味。

我很快就做了手术，术后3天出院，出院后休息了2天便继续上班。为了方便上班，同时顾及身体情况，我特意搬到了公司隔壁临时居住，走路不用10分钟就可以到达工作地点。

预防性环扎主要有以下几点需要注意。

1. 术后恢复期别紧张

术后会有1~2周的自我感觉恢复期。刚开始上厕所可能会偶有血丝或粉红色分泌物，肚子不痛，没有其他不适，但自己感觉身体没有恢复，走路也会小心翼翼，比较慢。等过了这个阶段感觉就会好很多，和做手术前没有什么两样。

2. 定期进行白带检查和阴部抹洗

每2周1次的白带检查和阴部抹洗很重要。我选择每2周做1次B超检查，密切关注宫颈情况。二胎每次的检查十分顺利，宫颈长度也保持不错，白带检查多是清洁度Ⅱ度，最好的成绩是清洁度Ⅰ度。上班期间，我每天坚持对私处进行两次清洗，一次是晚上洗澡，一次是晨起便后，每次都吹干阴部后再穿内裤。保持阴部的干净和干燥对于术后恢复非常重要。有了良好的卫生习惯，每次的检查结果也让我越来越有信心，日常工作和生活也没受到丝毫影响。我的工作范围主要是在办公室，有时候也需要乘坐地铁外出办事。几乎每个周末，我们一家几口都会在市区内走走，欢度周末，这在之前我连想都不敢想！

3. 放松心情

放松心情很重要！有广医三院这支尽职尽责的医护团队一路护航，我一直处于比较放松的状态。有时走路太多或偶发宫缩，只要想想李主任亲切的笑容和她那些鼓励的话语，担心也会随之烟消云散。可能连李主任自己都没想到，她对我们患者而言有多么重要！还有每次看到微信群里姐妹们一个个轮流报喜，自己的内心也非常激动，用前辈们的经历不断鼓励自己，加油！我也很快就会平安到达终点。

我一直觉得，宫颈功能不全患者能够生在现代，能够接受广医三院的治疗，都是超级幸运的，这里有成熟的医学技术，有仁心仁术的医护团队，有完善的管理跟踪机制，让我们得以圆了一个又一个母亲梦！

让我们怀着一颗感恩的心，衷心感谢医护人员的辛勤付出、无私奉献，也感谢我们家人的理解和支持，感谢我们自己的坚持，使我们完成从女孩到母亲的美丽蜕变。

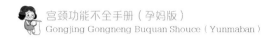

努力就会有奇迹

陈杨

从满怀希望到大失所望，从意外惊喜到如履薄冰，孕育新生命的历程总是如此艰辛，不过还好，就如小说结局一样，"上帝"总会听到你的诉求，为你打开一扇窗，给你惊喜！我是一名新护士，有幸见证了这样一波三折的安胎之行，体会到其中的辛酸不易，但更多的还是感受到了所有人为之努力奋斗的热情。

2020年的10月31日，一个很平常的日子，但对于这位孕妈来说可能是印象深刻的一天。那天她孕22周，像往常一样去医院产检，和老公一起商量为肚子里的小宝贝准备各种小物品，突然医生告知她，宫颈管只剩下2毫米，已经可以看见羊膜囊凸出宫颈口了，于是她便紧急住进了产房。还没反应过来的她，一进产房就被告知了各种最危险的情况，"安不住了，可能要手术把胎儿取出来"，她本能反应就是苦苦哀求，她说"我是第三次怀孕了，一次孕8⁺周就胎停了，一次孕26⁺周剖了，宝宝还是没了！我这次是试管怀孕，盼了好久才成功的！医生可以帮帮我吗？我真的求你了……"绝望而又恳求的话语，让在场所有人听了都心生怜悯。

医生深呼了口气，一边安抚让她不要这么激动以免诱发宫缩导致情况变得更糟，一边在医生总群里向上级领导汇报情况，请求最后的解决方案。很有幸这位孕妇就是在这种情况下碰到了她的贵人、她的女神——李主任。在住院部某些医生劝她放弃安胎的时候，李主任说："拼一拼吧，做个紧急环扎，宝贝，一生中总得要给自己放手一搏的机会！给自己一个机会，给宝宝一个机会，医生尽最大的努力帮助你，你也尽自己最大的努力，哪怕最后的结果不好，起码我们真的是努力过了。只要胎儿熬过了28周，出生后存活的概率就很大了。"李主任含着热泪说完后，她马上跟家属沟通了一下，决定行紧急宫颈环扎手术。

手术完毕后，她听管床医生说，手术时宫颈口都已经看到宝宝的脚丫了，再晚一点估计就直接破水了。手术时李主任也是换了好多姿势才把子宫颈外口给缝上的。缝合后的宫颈形似一小朵漂亮的玫瑰花！

手术后李映桃主任团队为这位特殊的孕妈独创了一个

24小时在线、多位医生、多位护士参与的助力群，有任何突发情况随时发到群里，就会有医生或护士及时回复。

手术成功结束后，李主任替她设立了一个个小目标：26周、28周、30周、34周，让她朝着目标开始"漫长"的安胎生活，并重点强调防感染、防宫缩和防栓塞的"三防"工作。护士每天会帮她抹洗会阴，看她自己的清洁程度有没有做到位，询问她的宫缩情况。因为才孕22周，完全臀先露，胎儿非常靠近子宫颈内口，李主任担心胎儿在宫内时间会比较短，就建议把副作用小的、抑制宫缩的阿托西班用上了，虽然药物很贵，但是为了宝宝，她同意了，宫缩也在短时间内抑制住了。

李主任查阅了大量国内外文献，想尽了各种办法减少胎儿对宫颈的压力，建议她尝试用一种瑜伽体位——小膝胸卧位来缓解胎儿对宫颈的压力。李主任亲自指导她做这个动作，每天2次，并让护士在一旁关注她做"小膝胸卧位"运动的情况，询问她做完运动后的感觉，并针对她运动时的不适不断改进。渐渐地，她的情况有所改善，而李主任创新的瑜伽体位小膝胸卧位也运用于其他做过紧急宫颈环扎术的孕妈，并获得了成功。

当所有人都朝着一个方向铆足了劲去努力时，成绩是斐

然的，她也成功跨过了孕28
周的门栏。按计划完成促胎肺
成熟治疗后，她又顺利迈入孕30
周，因为胎心监护显示胎儿宫内缺
氧，医生及时安排做了紧急剖宫产。

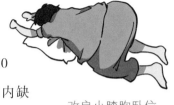

改良小膝胸卧位

宝宝体重1 450克，出生Apgar评分10/10/10。

宝宝出生后在新生儿科住了将近1个月才出院，接宝宝出院的当天，她把宝宝抱到李主任那里，对着宝宝说："主任也是你的妈妈呢，没有主任，就不会有现在的你。"

哪怕路程艰苦，所有的努力都没有被辜负。真的非常有幸参与了这次特殊的安胎过程，也有幸见证了美满的结局。愿所有的付出都会有回报，所有的努力都不会被辜负。共勉！

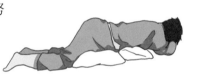

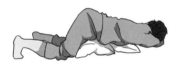

小膝胸卧位

10天亲历的最强产科团队

陈卫

听闻广医三院妇产科实力超强，也感受过好友君君对广医三院医学传播工作的热爱，在君君的爱心推荐下，经历过强大工作与家庭的压力，又经历过孕期惨败且曾有轻度焦虑症的我，因

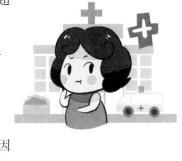

身体状况，入住了广医三院住院部14楼产三区，1408房，27床，深度体验了超强产科团队的魅力。

一、专业化服务团队

入住产科住院部，代表你拥有一整支强大的医疗团队为你服务，包括超强专业化的主治医生团队，贴心跟进的管床

医生团队，非工作时间的值班医生团队，全方位的护理团队及生活协助的护工团队。

二、24 小时全方位管理

6:00—7:00时，护理团队进行血压检测、胎心检测、心率检测、抽血（如需）等有序化服务，护工清洁团队清洁环境后协助发放早餐。

7:30—8:00时，管床医生逐一询问身体情况，解答疑问。

8:00时，护理团队开启巡房交接，询问各项状态。

9:30时，主治医生团队开始巡房，管床医生跟进汇报患者各项数据，主治医生提出治疗方案建议。

10:00时，护理团队进行针对性护理，管床医生落实诊治方案。

11:30时，午饭开启。

14:00时，护理团队开启下午针对性护理。

16:00—16:30时，主治医生巡房，管床医生逐一询问当天状态。护理团队开启巡房，咨询状况。

17:00时，值班医生到位。一旦发生状况，你的情况将得到上级医生指令，同步汇报到主治医务团队社群。

17:30时，开启晚饭。

23:00时，护理团队夜间巡房。

在这里，规范的流程体现了强大的管理系统。而你在入院之前不健康的生活方式将得到相应调整。

三、咨询服务，随时掌控

一旦确定入院，你将加入相关指征社群，主治医生及护理团队成员都在社群内，你可以随时咨询。当你做完手术，你将加入术后跟进群，即使你已出院，医务人员也会利用个人时间义务跟进你的状态，进行动态咨询，并及时给出反馈建议。

四、人间大爱，处处真情

15—25日，10天的住院期间，我完成了宫颈环扎术，同时孕期宫颈炎症也得到改善。我深深地记得李主任说，"幸亏你及时入院，要不很容易出现感染。"我也非常感谢李主任在冬至的下午1:30为我手术，还耐心地向我讲解手术状况，李主任爽朗的笑容让我内心感到无比的温暖与安定。感谢黄蓓主任坚定的语气给予的鼓舞，感谢珍珍护士长要我坚强起来面对现状，感谢艳姐悉心的护理同时又鞭策我记住各种规范动作，感谢佳佳医生、露雯医生、欧阳医生、刘医生、曾姑娘、琼姑娘等医务工作者的耐心指导，感谢同病房病友们的关心。我深刻体会到健康所系、性命相托、救死扶伤、不辞艰辛的医学誓言内涵。而人间大爱，处处有真情的感触让我铭记，在他人需要之际，我也将以身作则把爱与关怀延续！

偶遇广医三院，收获幸福

张姗姗

2011年，我顺利地生下了大宝，由于当时是剖宫产，所以时隔3年才敢怀第二胎。

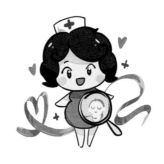

2015年，我怀上了第二个宝宝，全家人都很高兴，肚子里的胎儿一天天长大，不知不觉到了19周。有天晚上，我突然觉得肚子隐隐作痛，于是不停地上厕所，到了第二天早上，肚子居然又不疼了，我以为是吃坏了肚子，也没怎么在意，就正常去上班。工余休息时我上洗手间，突然发现有鼻涕一样的分泌物，我觉得情形不对，赶紧去了医院挂急诊。B超检查时发现羊膜囊已经凸出宫颈口，检查医生马上打电话给住院部医生，让我直接去办入院手续紧急保胎……正如医生所料，我流产了，小孩没有保住……出院时医生给出的诊断结论是宫颈功能不全，并告知我如果再怀上宝宝，要提前做宫颈环扎手术。

2019年3月，我又怀上了，我一直犹豫要不要这个宝宝，万一又流产怎么办？思前想后，还是没有勇气做决定，老公也到处找人打听广州哪家医院做宫颈环扎手术比较权威。

随着怀孕周数越来越大，16周时我去产检，宫颈长度只有27毫米，正常都是30毫米以上。离上次流产的19周越来越近，我也日渐担心起来。我偶然从一个朋友那里得知广医三院有位李映桃主任，医术非常精湛，于是也在网上查了一些相关资料，看到病患对她的评价很高，便决定去找她试试。

从第二天起，我就一直尝试在网上挂号，可是李主任的号实在太过抢手，很难挂到。我不想放弃这个机会，转而尝试挂了一个高危妊娠专科。到了广医三院，我发现这个医院卫生条件很好，医生的服务态度也非常不错。接诊的吴医生看了我的病情后告诉我，做宫颈环扎手术的时间已经不能拖延，立即帮我联系了李主任。由于医院没有床位，李主任让我第二天一早去住院部14楼找她。

第二天一早，我赶到医院住院部14楼，医生、护士正在查房。我在前台遇到美丽可爱的王艳姐姐，她热情地接待了我，并告诉我李主任还在查房，请我在沙发上稍坐一会儿。

　　我看急也急不来，就乖乖地坐在沙发上等待。周围的医生、护士们正在忙碌，有的在开例会，有的在收拾病历，有的在处理患者的突发状况，有的在和来访的家属谈心。晨光撒在医院走廊上，白衣天使们神色从容，一切井然有序。坐着坐着，我焦躁的心情逐渐平静了下来。

　　我顺利地见到了李主任，李主任为我安排了环扎手术。手术时间定在2019年7月1日上午，由李主任亲自主刀。护士把我推进手术室那一刻，我内心还是很害怕，既是担心自己，也是担心宝宝。上了手术台，打了麻醉药，下半身开始没有知觉。李主任熟练地做起了手术，短短几分钟，手术就完成了。李主任告诉我手术很成功，由于做的是双重线，宫颈做完后像极了一朵玫瑰花蕊，并把照片递给我看。我悬着的心终于放了下来，心里充满了感激，感谢李主任及所有医护人员！

　　术后住院观察了3天，检查结果显示一切正常，宫颈长度达到了39毫米。出院前一天，护士给我详细讲解了术后注意事项，告诉我一定要注意清洁，每天要多次用清水清洗会阴，每2周一次复查等。并把我拉进了一个做过同类手术的患者微信群，群里有医护人员给大家提供专业指导。

　　每2周进行1次的复查也很方便，艳姐和珠姐每周一上午会让我们在微信群里接龙，下午她们就会开好检查项目的单据，姐妹们可以在广医三院医院公众号上交费，第二天一早就可以直接去诊室等候就诊。不仅省去很多排队时间，而且随诊的时效性也非常高。记得第一次复查，坐诊的是珠姐，她极富耐心地了解我这2周的情况，告诉我后续应该注意哪些事项。对我的疑问，她也是有问必答，知无不言，言无不尽。

关于阴道抹洗，我认为这对做了环扎手术的姐妹们恢复健康很重要。我曾反复出现炎症，自己也搞不明白，为何每天做到了多次清洗还是会发生炎症。艳姐让我多到微信群里问清洁度好的姐妹，从中学习并吸取经验。后来我也慢慢摸索了几条自己的经验：一是每次清洗前一定要清洗干净手；二是要用干毛巾擦干，保持干爽；三是内裤、毛巾一定要晒干，最好能放到太阳下暴晒；四是一天多次换干净内裤，没有条件的话也可以用吹风机把内裤吹干后再穿。

眼看马上就到35周，可以拆线了，希望拆线后宝宝顺顺利利足月出生，为自己加油！再一次感恩李映桃主任，还有佳佳、艳姐、珠姐，感恩广医三院产科三区这个团队给予我们温暖和友爱、帮助和鼓励，让我们这些环扎姐妹们有了信念、得以坚持，感恩有你们！

愿广医三院产三区的全体医护人员工作顺利！

高龄孕妈的保胎之旅

吴瑞莹

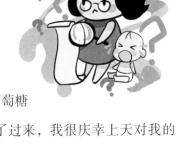

　　我是一位高龄孕妈，将在自己40岁生日前，迎来我的二胎宝宝。

　　二胎过程非常艰辛，由早期见红保胎，到NT检查，再到孕中期的羊水穿刺、大排畸和葡萄糖耐量试验，一路跌跌撞撞地闯了过来，我很庆幸上天对我的眷顾。我以为接下来应该诸事顺畅，万万没想到，最艰难的考验才刚刚开始。

　　孕26周，我照常来到医院产检。取白带的时候，医生发现我的羊膜囊已经肉眼可见凸出宫颈口，随时会掉出来。但是我没有任何见红、宫缩或其他不适感觉。产检医生告诉我，可能是宫颈功能有问题，才会出现宫口自然打开的情况，这种情况很危险，要马上入院。于是我匆匆做了入院检查，当天就住进了医院。

入院后的第一个晚上，值班医生给我做检查，说宝宝26周，随时可能娩出，如果娩出的话，救治成功率不高，费用也很大，让我好好跟家人沟通一下。

我在等待办理入院手续时查询了互联网，大概了解了什么是宫颈功能不全，也知道有宫颈环扎手术。我当即问值班医生，能不能帮我做宫颈环扎术。医生回答说，我的孕周比较大，并且宫口开得也大，这种情况要等主任来了才能做决定。

我清楚地记得，5月11日的那个夜晚，长夜漫漫，我没有勇气把真实情况告诉丈夫，因为我知道他受不了这个消息的刺激，如果让他知道真实情况这么糟糕，估计会一夜白头！我不断地在内心祈祷，希望明天有医生能救我们的命，救救宝宝，救救一个40岁的母亲。

好不容易熬过了一夜。第二天一大早，护士把我推到检查室做检查。检查过程中，我听到医生说："可以做，她这种情况可以做。"我当即像抓到了一根救命稻草，这将是我和宝宝保命的机会。我暗暗地告诉肚子里的孩子："我们要一起加油，一起努力哦！"

当天中午12点，医院给我安排了宫颈环扎手术。做完手术，我在医院住院保胎，10天后顺利出院。住院期间，我得知帮我做手术的医生是省内很有名气的李映桃主任。她来查房时，我激动地握住她的手，由衷地向她表示感谢。因为手术时，我的宫口已经开了5厘米，相当于开了一半，手术难度可想而知。对于李主任愿意冒风险帮我做手术这件事，我纵有千言万语也难以表达感激之情。

出院后，我按要求定期到医院抹洗、复查宫颈超声和白带。为了及时掌握我的情况，李主任让我加入了由主管专科护士王艳、曾丽珠管理的环扎术后护理微信群。

就这样，日子一天天地过去。现在已经孕35⁺周，环扎后，我和宝宝已经坚强地挺过了63天，还有不到2周时间，宝宝就要足月了。回顾自己从发现宫颈功能不全，到做手术，再到卧床保胎这段日子，李主任还有艳姐、珠姐等组成的医护团队对我的照顾可以说是无微不至。从完成高难度的手术，到术后跟踪检查，她们为我的保胎之旅提供了坚强的后盾，由衷地感谢这群最可爱的人！

滴水之恩，当涌泉相报。我把自己在家卧床的生活经验分享出来，希望对环扎的姐妹们有所帮助。

我记得李主任曾经说，三分手术，七分护理。宫颈环扎术后护理非常重要。关键有四点：一防宫缩，二防感染，三防便秘，四防血栓。

一、防宫缩

我一胎孩子足月出生，这次妊娠也没有频繁宫缩。对于防宫缩，我个人的看法是：要保持乐观心态，对于孕晚期不规则宫缩不要过于紧张，超过了医生建议的频率就及时用药，或者就医即可；饮食方面不要过饱，过饱的话，肚皮容易发硬。孕晚期最好租一台胎心监护仪回家，可以随时监测宝宝的胎心和自己宫缩情况的变化。

二、防感染

按照医生的建议，每天擦洗私处3~4遍，如果觉得用水不方便，大家可以用私处消毒湿巾。除此之外，还可以多吃富含维生素C的食物，维生素C是天然的消炎药。

三、防便秘

防便秘主要通过饮食调节。大家可以每天起床喝一杯温水，促进肠道蠕动。首先多摄入蛋白质，如孕妇奶粉、蛋白粉、鸡蛋、牛奶、豆浆等优质蛋白，蛋白质有助于排便时提供足够的动力；其次还应该多摄入纤维素，如新鲜蔬菜、瓜果（应食用低糖水果，高糖的热带水果糖分高，不易消化，对"糖妈妈"更是升糖指数极高的食物），纤维素可以让大便体积膨胀、刺激肠道蠕动，使大便不会因太硬而难以排出。除此之外，在饮食调节暂时不起作用时，可以把医院开回来的乳果糖和纤维素先用上，切忌排便时用力。

四、防血栓

由于孕妈的凝血能力比一般人要强，长期卧床的孕妈，下肢血管容易堵塞。一开始我也碰到这个问题，做完手术后，我的小腿血流慢，为了解决这个问题，一开始我打肝素针，后来我买了一台卧床适用的康复器材，这个器材可以专门运动下肢。我每天躺在床上，使用这个器材做每组10分钟的下肢运动，上午、下午各3组，这样一天下来，累计在床上运动下肢1个小时。

在我卧床的这段时间，我尽力做到每天保持心态乐观，饮食均衡，少食多餐，加上适量运动，生活习惯上做到早睡早起。同时为自己设立小目标，26周、28周、30周、32周、34周、36周、38周，每完成一个目标，我就对自己说："你真棒，要继续努力哦！"

祝各位孕妈都能足月生娃，一切顺利！

后记：吴瑞莹女士37^{+3}周剖宫产分娩体重2 750克女宝。

高龄初产妇的宫颈环扎术后心得

付亚红

此时此刻，我怀着一颗感恩的心，来写这篇宫颈环扎术后心得。

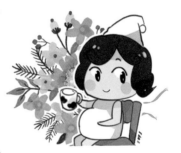

我很庆幸自己选择了广医三院这所权威的重症孕产妇中心，同时遇到了李映桃主任，及护理部的王艳姑娘和曾丽珠姑娘，还有产三区的所有医护人员，由衷地感谢你们。正因为有你们专业、细心、负责的呵护，我拥有了好孕之旅。感恩千千万万！

我是一名41岁的高龄初产妇，有过两次不良孕史，不仅在年龄上面临卵巢功能衰退问题，还是一个甲减患者，曾有IgA肾炎。综合这些因素，无论在哪家医院，我都是一个"老大难"。正因如此，我转战了多个医院，却都没有让我找到一个信任的归属，直到朋友介绍广医三院。

广医三院是我的幸运之地。在医护人员治疗和备孕指导下，2019年9月，我自然受孕，怀上了宝宝，这对我来说简直太珍贵了！孕早期，我小心翼翼地孕育着孩子，到16周，我又非常幸运地挂到了李映桃主任的号。李主任在就诊中发现我在外院有宫颈功能不全的记录，还有在本院的利普刀宫颈手术的经历。经过检查，结合我的实际情况，李主任马上把我收治入院，由她为我做宫颈环扎术，为我的孕育之路加一道防护盾。

为了给同样面临宫颈功能不全问题的姐妹们提供一些帮助，我分享一下宫颈环扎术后的一些心得。

一、做好个人清洁防护，避免感染

一定要遵医嘱。每次检查，王艳姑娘和曾丽珠姑娘都会很认真地叮嘱，要加强个人清洁，每天清洗私处3～4次，勤换内裤。我上完洗手间都会用清水清洗，在17周环扎到36周拆线这个阶段，我的白带清洁度检查大多数都在Ⅱ度，只有两次Ⅲ度，可以说保持情况还算不错。在这里我还要讲一个细节，记得在一次抹洗中，王艳姑娘看到我垫了护垫。她告诉我不要垫护垫，护垫上不确定的成分会干扰孕妇身体菌群的平衡。那次我的白带结果是Ⅲ度，后来我听话再没有使用护垫，只是平时上完洗手间用清水清洗，到了下次检查，白带结果就是Ⅱ度。感谢王艳姑娘的细心，一个小小的插曲，希望对大家有帮助。

二、预防便秘

我平时也有一些便秘问题。在17周环扎术后，第一次复查抹洗，我向曾丽珠姑娘说了我的困扰。她询问我平时吃什么水果，听了我的述说后，她建议我吃火龙果、猕猴桃等利于通便的水果，还嘱咐我要适当运动，增加肠胃蠕动；王艳姑娘则叮嘱我要多喝水。回去后我谨遵医嘱，多吃她们建议的水果，多喝水，很快我的便秘问题就解决了，直到现在都没有再出现。

三、抑制宫缩

我的宫缩情况不是很明显，没有特别需要分享的经验。在环扎术后，李主任给我提前开好了抑制宫缩的药，叮嘱我有什么特殊情况要在微信群里反映，咨询用药，这又是一重贴心的保护。

从17周环扎到36周拆线，每2周的宫颈检查都是在正常范围。我最爱听的话就是李主任说的"宫颈很漂亮，没事，放心"。

在一天天的坚持中，我终于盼到了36周拆线的日子，还有几周就要和宝宝见面了，对于一个高龄初产妇来说，既期待又紧张。回想这一路，在李主任、王艳姑娘、曾丽珠姑娘的精心呵护下，我跨越了一道又一道的障碍，来到了幸福的终点。

在就诊过程中，李主任总是给人一种安全感，看到她就感觉春天来了，让人安心。术后，得到了产三区医护人员的细心呵护，我很快康复出院。卧床休养时，李主任领导下的产三区王艳、曾丽珠这些姑娘们组成了强大的后盾，为宫颈环扎术后的孕妈们做日常护理和监护。就连她们成立的护理微信群也有一套严谨负责的工作流程，让我感觉到更加安全、放心。

由衷感谢广医三院，感谢医护人员精湛的技术、严谨的工作流程、爱岗敬业的专业态度。医者父母心，你们高尚的医德和专业的技术是希望的翅膀，给求子路上奔忙的人们带来了人生的圆满！

后记：付亚红女士孕39^{+2}周剖宫产分娩体重2 900克女宝。

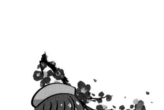

终得梅花扑鼻香

张小梅

终于熬到34周[+1]了。

非常感谢广医三院李映桃主任的精湛医术与精益求精的行医精神，王艳姑娘、曾丽珠姑娘、吴伟珍姑娘、黎思颖姑娘等产三区全体医护工作人员一丝不苟、忘我工作的敬业态度，以及情同姐妹的悉心护理、照顾患者的崇高医德，这些令我十分敬仰，终生难忘！

由于身体原因，我婚后5年多才怀上第一个宝宝，这一胎还是个"双黄蛋"（单绒毛膜双羊膜囊的单卵双胎，简称"单绒双羊"）。没高兴多久，烦心的事就不期而至。怀孕以来，医生就对我做了各方面的提醒，如双胎输血综合征、胎儿生长受限等问题。这些问题让我心情差到极点，每天都在担惊受怕中度过。好不容易熬到了22[+]周，却因为一胎严重生长受限，我做了减胎手术。

减胎后随之而来的问题就是早产，宝宝在28⁺周出现早产征兆。当地医院的医生考虑我的身体情况，暗示我放弃宝宝。可是我不甘心，我不能就这样放弃了我的第一个孩子，她那么坚强才能熬到现在。可是，由于胎位不正，宝宝不能顺产，在我强烈要求下，医生给我做了剖宫产。万幸的是，虽然宝宝出生后体质不如足月宝宝，但是也没有差很多。她现在健康成长，今年3岁。

2019年10月，"好孕"再次降临。老实说，我的担忧大过惊喜。由于有了一胎的经历，我很怕再来一次。孕7周的时候，我还特地去医院检查，看是否又分裂成双胞胎。所幸检查结果还不错，在家人和朋友的安抚和劝说下，我决定再拼一次。

记得一胎早产后，医生诊断说我是宫颈功能不全，如果再要二胎，可以选择宫颈环扎术避免宝宝再次早产。

孕13周，我到广医三院，找医生帮我评估是否需要做宫颈环扎术。黄蓓主任帮我做了检查，并安排我入院进行手术。何其有幸，我在住院部14楼产三区遇见了李映桃主任，李主任应邀，亲自操刀帮我做了环扎手术。这次手术非常顺利，我3天后就出院了。接下来，广医三院的环扎团队陪伴我走过了一段不寻常的路。

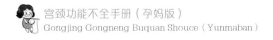
一、制订定期复诊和复查方案

规定每两周1次抹洗、检验白带，每2~4周复查宫颈长度，确保掌握患者的宫颈情况，及时发现问题并采取必要措施。

二、做好宫颈功能不全手册的记录

这本小册子患者人手一本，可以从中清晰地了解术后护理的要点。孕妈除了能从中学会如何做好每天数次的清洁工作，也能学会如何记录自己的宫缩、胎动、白带和宫颈等情况，方便医护团队对患者进行跟踪和指导。

三、建立双向沟通机制

医护团队建了微信群，孕妈可以在群里发问，或者报告各种特殊情况。医护团队在工作之余尽可能给大家解答，对于特殊情况，例如宫缩频繁等，他们还会持续跟踪，这令孕妈们倍感安心。

我是一个经常会出现假性宫缩的孕妈。我们的女神李主任、护士王艳姑娘、曾丽珠姑娘特别关注我的问题，不管多晚，她们都会在微信群里，随时解答我提出的各种问题，同时还要付出很大一部分精力安抚群里其他孕妈的"玻璃心"。

四、控糖

孕24周常规糖耐量检查时，我查出了妊娠期糖尿病。李映桃主任的控糖团队再次帮我制订了控糖餐。可能是我的代谢有问题，吃了一段时间控糖餐，数据还是不理想。李主任看了我的饮食记录和血糖结果，建议我打胰岛素。

一听到要打胰岛素，我的第一感觉就是太可怕了！每天都要拿针扎自己，这需要多大的勇气！李主任好像看出了我的心思，解释说："胰岛素没有依赖性，胰岛素对产后修复代谢也有帮助。目前为止，胰岛素是最安全的用药，因为它无法通过胎盘。"

经过一段时间的内心挣扎，我想到打胰岛素都是为宝宝好，为自己好，就硬着头皮上了。就这样，我一边吃控糖餐，一边打胰岛素。护士珍珍姑娘、思颖姑娘每天都会在微信群里帮我检查饮食及血糖情况。孕32周检查时，我发现子宫下段有点薄，从那以后，我不敢做太多运动，但这导致血糖情况很不理想，胎儿估重也偏小。这边要加营养，那边餐后血糖又跟着上涨，非常让人头痛。护士珍珍姑娘、思颖姑娘每天都特别照顾我，事无巨细，点点滴滴，一丝不苟。

回望来时路，虽然苦不堪言，但常言道：不经一番寒彻苦，怎得梅花扑鼻香。感恩所有的相识与相知，感谢所有的陪伴与鼓励！我看在眼里，铭记于心！感恩！感谢！祝大家工作顺利！心想事成！万事如意！

后记：张小梅女士孕38^{+3}周剖宫产分娩体重2 710克女宝。

环扎线：生命线
——遇见宝宝的守护神

Katy

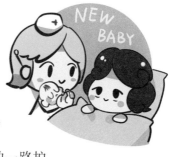

近半年来，家人间的谈话多离不开肚子里的宝宝，离不开广医三院，离不开产科李映桃主任和她的团队。正是因为有李主任、陈佳医生、王艳、曾丽珠等暖心、技术又过硬的姐姐们的一路护航，让我心怀希望和信心坚持到现在，一点点体会到要当妈妈的幸福感。

这是我第三次怀孕，第一次早孕期间胎停，可能是因为前期准备不好，受到了药物的影响。第二次是在孕25⁺周时流产，孕24周时，当地医院四维大排畸发现宫口已开，剩余宫颈长度已经不足2厘米，诊断上写着"宫颈功能不全"。当时我什么也不懂，傻愣愣地在医院住了1个多星期打保胎针、促肺针等，但最后还是没能留住宝宝。

心力交瘁后，我重新审视自己的情况，调理身体，上网查找资料等，先做了宫颈功能评估，最终锁定寻求广医三院和李映桃主任的帮助。

到现在想起这件事，我还是会责备自己事前过于掉以轻心和无知，还会想，要是当时来到了广医三院，遇到了李主任，也许宝宝现在已经一岁多了。

一、环扎线生命线——遇见宝宝的守护神

2020年3月，我再次怀孕了，又喜又惊。前期黄体酮还比较低，我在当地医院注射了黄体酮，小心翼翼熬到了孕14周，来到广医三院，找到医生开单，B超单显示宫颈管长度31毫米，当时说这个长度还挺好的。但我还是不放心，也多亏当时医生说，"你要是不放心，就再去找李主任问一问。"我最终来到了李主任的诊室，李主任给我手诊后说，宫颈口松，建议还是做预防性宫颈环扎术。

各项手术指标检查合格后，孕15$^+$周时李主任亲自手术，完成了宫颈环扎，给我的宝宝安上了一道"保护门"。术后还

躺在手术台上时，李主任过来轻拍我的额头说："姑娘，是我亲手帮你扎的，两重线，扎得特别漂亮，你就放心吧，后期就要靠你自己啦。"我的心理防线在这一刻全部崩塌，委屈、不安、紧张、害怕夹杂着李主任的鼓励和给的安心随着泪水一起涌出眼角。接着就是近半年的守护宫颈、守护宝宝之路啦。幸运的是，我本以为环扎术后要全程卧床，但在主任的呵护和鼓励下，我还能坚持上班，比心！

接下来的每次复查，我必早早守在公众号前抢李主任的号，反正就是觉得要去排队听听"水蜜桃"李主任说一句："我觉得挺好的。"便能带着这句话，乖乖回家，安心等待下一次复查。在每一次的复诊中，李主任诊室门前都排满了孕妈们，似乎每个人的脸上都写满了"依赖"。我也是第一次遇见专业技能这么强，又有耐心和爱心的医生，温柔、耐心又不失严肃地解答孕妈们的疑惑，用自己过硬的专业知识和自带光环的自信话语排解孕妈们的焦虑。

二、防早产门诊——遇见甜心王艳姐和丽珠姐

按照医嘱，我需要每2周去1次回防早产门诊复查，查宫颈长度、白带和做阴道抹洗等。两位姐姐在我第二次复查的时

候就能叫出我的名字，这让我非常感动，毕竟每周排队复查的孕妈不少。每一次丽珠姐都耐心地问我过去2周各方面的情况，做好登记，叮嘱我接下来要注意的事项，包括每天勤清洗外阴、换洗内裤防感染、叮嘱如何用药等。每一次王艳姐都能够很有耐心和持着娴熟的抹洗技术充当"阴道清洁工"，还能在抹洗时逗乐孕妈们，放松心情。另外，我们还有个环扎术后群，群里的两位姐姐也会经常留意孕妈们的情况汇报，并耐心解答，鼓励着我们，使我们更加放松心情，一起守护宝宝到足月。总之，有王艳姐、丽珠姐在，我们就很安心。

三、血糖高，真吓人，但莫慌！

孕15周住院时查糖耐量，当时三项指标都正常。24周时复查糖耐量，发现喝葡萄糖水后1小时血糖10.1mmol/L，我都有点懵，因为我比较瘦，体重增长也不太明显，当时还心存侥幸看能不能当作是"勉强过"。但是，还是过不了认真严肃的李主任和陈佳医生那关。去检查的时候，陈佳医生很有耐心地指导我做好每天三餐饮食登记，检查我的登记记录和告知我哪些不能吃，哪些量要加，定期做好扎手指血糖监测。一开始总觉得吃不饱，而且就想吃各种甜的，但在跟其他孕妈求取经验后，在陈佳医生的严格监控下和我自己的严格控制下，血糖基本都控制在正常范围内，为了健康的宝宝和健康的自己，再忍忍吧，加油！

四、可爱的B超医生和李主任团队其他成员

环扎后，每一次复查都要做宫颈B超测量宫颈长度，我遇见了不同的B超医生，不得不说，广医三院的B超医生都是比较有耐心的，急患者所急，知患者心理。每次躺在检查床上时，我的心都快要飞出来了，然后会问一句："还好吗？"她们总说："姑娘，你放心，别紧张，要是有问题，我们肯定会及时告知你的，你看，现在不是还好好的吗？"听到她说"还好好的"，我便放松心情等待报告，心想，宝宝，又稳稳地度过了2周。另外，李主任团队里的其他成员也很温柔，是他们耐心的指引和护理才让孕妈们去到医院也没那么紧张了。

五、拆线前的小插曲

自觉宝宝胎动减少，我前去医院检查。B超显示宝宝脐带绕颈，我很害怕。但李主任、医生她们都说不要紧，宝宝调

皮，自己会绕出来的，并叮嘱我在家数好胎动，回家多跟宝宝聊天，那段时间我是天天哼唱"跟着我左手右手一个慢动作……"后期，我也租了胎心监护仪回家监测胎动和宫缩情况。总结一下，孕妈的情绪真是超级重要，2次胎动减少和发现绕颈前，我都有情绪非常激动和低落的情况，所以，要时时刻刻提醒自己保持愉快的心情。

六、期待宝宝足月顺利生产

马上要找王艳姐为我宝宝"开门"啦，有点小激动和小期待，期待遇见健健康康、顺顺利利来到我身边的宝宝。愿广医三院和李主任、陈佳医生、王艳姐、丽珠姐等越来越好，愿所有的孕妈们都能遇见这么好的医生、护士，遇见宝宝们的守护神。

感谢一路有您们！

后记：Kaly女士孕40^{+3}周顺产3 150克女宝。

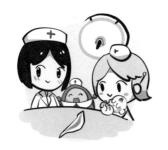

最美好的惊喜

林捷如

  2020年是我和老公结婚的第三年，对于要宝宝这件事我们其实没有很强烈的愿望，希望顺其自然，只是家里人着急。我偶尔会焦虑一下看看医生，但没有坚持备孕，2019年陪闺蜜来广医三院看生殖科，我想既然来了，不如也在挂号窗口挂了一个主任的号。那天我们就开始了备孕之旅。我们很幸运，经过半年的检查和打促排卵针，我怀孕了，而且是双胞胎。全家都陷入期待和快乐的气氛，我心里也是觉得暖暖的，我们的小家终于准备开始迎来人口的增长，从两个人的小家变成一个大家庭，开始新的旅途。

  事实证明我还是太小看孕妈的磨难了。刚开始我以为不就是挺着个大肚子到10个月就可以了嘛，可实际生活告诉我并非如此。我从刚开始没有孕吐，整天想着跑出去玩，吃各种垃圾食品，到后来每天吐得稀里哗啦，什么都不想吃；从骑着电动车到处转，到现在在床上一动不动，过着像养猪的生活。看着那个产检里飞速增长的宫高，天天在我肚子里表演功夫的两个小宝宝，我真的好想揪出这两个小家伙抽两下屁股再塞回去。这一切的唠叨都是因为每次产检时宝宝的情况还算良好，老公也一直疼惜我，让我的心情非常放松。

到了孕24周，我的情况在突然间有了很大的转变，首先是糖耐量检查，检测结果是妊娠期糖尿病，我瞬间有点难以接受。我一直以为这是老人家才会得的病，况且我们家都没有这样的病史。李冰医生看到我的结果后出于谨慎要我入院检查。我很快调整好心态，只是住院调个血糖，很快就能出院了。入院后护士姐姐给我讲解了很多关于妊娠期糖尿病的知识，我虽然一时半刻也消化不了太多，但是面对那么多护士姐姐的关心，还是不忍心打断。所以我事后才慢慢看了发的资料，也给老公发过去。然后是入院期间做的宫颈检查，情况很不理想，入院前上一次宫颈检查是20毫米，虽然低于标准，但也不是很低，没想到才过了2周就降到了10毫米，内口已经打开，还有一点宫缩的情况。我一下子蒙了，我仅仅是检测一下血糖，这是什么情况？我连过多考虑的机会都没有，李映桃主任立刻跟我说，明天要马上做紧急环扎手术了。我明天就25周了，主任说，不做怕是没机会了。虽然我不懂什么是紧急环扎，也不明白为什么要做环扎手术，然后怎么就没机会了，但我还是选择接受李主任的安排。其实百度一下我也能知道，但我不想给自己增加心理负担，既然选择了，就相信李主任。李主任坚定而自信的话让我放心了，或许这就是信任的力量吧。我没有多问，也没有什么想法，对于这个自己不懂的领域，我选择相信经验丰富的医生。我打电话给老公，他也是立刻同意开展手术。这是我们家一直以来的想法，不要试图在别人专业领域去猜想别人，既然你选择了这位主诊医生，就要相信和全身心服从她的治疗，她就会尽最大能力为你保驾护航。

第二天本来安排我做第二台手术，最后可能因为有紧急手术吧，到了下午4点多我才进入冰冷的手术室，我很害怕，这是我第一次入院，第一次进手术室，第一次打麻醉药。我的身体又累又饿又冷，好在手术顺利完成。最让我暖心的话是，李映桃主任说："姑娘，不用担心，我用毕生所学帮你做了手术，手术完成得很好、很漂亮。"我提着的心终于放下了，我当时很想对李主任说句谢谢，不过实在太饿太冷了，没办法说出声。护工把我从手术室推回来。过程可能有些摇晃，我忍了很久的呕吐，在快到床边的时候，终于喷了出来，都是一些水。除了一大半喷在老公身上，还有些喷在了一起推我进来的医生身上，我感觉非常尴尬，也很抱歉，实在没忍住。医生没有抱怨，只是微微一笑，说没事，吐出来就好些了，等下叫阿姨擦一下就好。

很快我出院了。出院的时候，我的宫颈长度从10毫米变成了17毫米。我很是激动，多亏了护士姐姐们对我的细致照顾和耐心教导，即使只有一位护士值夜班，忙得分身乏术的时候，她对每个住院的孕妈还是展现出很好的耐心，像母亲一样守护着整层患者。这里特别要感谢时刻监督我的珠姐和每次认真抹洗的艳姐。

我因为之前经过李冰主任的治疗才怀上宝宝，所以去她那里复诊。但复诊的时候，她让我在李映桃主任那里做产检，说她是宫颈环扎这方面的专家，她会照顾好我的。等我生完宝宝，再给她说说就好。我又一次信心倍增，一直坚持执行护士姐姐对我的膳食要求和做抹洗检查，按时找李主任检查。

9月29日即将到中秋节，这个时候我已经孕30周，本来很期待老公陪我的7天长假，不过李映桃主任说，为了预防早产要打促胎肺针，于是我又被安排住院了。虽然不舍得家里舒适的环境和家人的照顾，但是为了宝宝，我还是要做一下牺牲。那次，我还是怀着很乐观的心态，直接拎包入住。入院后，血糖一直没稳定下来，所以胰岛素也一再加量，我开始有点担心到时候会摆脱不了胰岛素。不过，当时也不是管这个的时候，听医生讲就行了。更让我郁闷的是，有个小宝宝太顽皮了，慢慢变成横位状态，还把头卡在了盆骨里。我看着这远低于标准的头围，只能哭笑不得。但是最让我坐立不安的是，入院后的检查发现2个宝宝差异太大了，10月3日B超检查发现宝宝体重相差283克，10月9日B超检查发现宝宝体重相差456克。医生说，怕另外一个宝宝缺氧，要随时做好剖出来的准备。好在每次胎心监护的胎动和胎心加速都很好，我也就放心了。老公说，我们经常说某位医生有多厉害，其实是来自于一个团队的合作力量，从护士、管床医生，到主治医生，每一位都密切相关，无论哪个环节，广医三院都做到足够的细致和谨慎。他让我安心配合，该打胰岛素就打，该用什么药就用。10月14日，我的出院诊断为：宫颈功能不全，妊娠期糖尿病，双胎之一选择性生长受限，胎位为一横一竖，妊娠合并肥胖症，妊娠合并子宫肌瘤。

出院后，老公继续天天帮我按摩、清洁、控制饮食，让我以最好的状态面对每一天。我心里很感动也有点内疚，日复一日地细致照顾，可能连宝宝都感动了，10月20日的时候，发育得比较慢的宝宝体重居然追上来了，B超检查发现宝宝体重相差仅38克；胎位也恢复正常了，头也不卡了，这效果，简直比"盖中盖"的广告还要神奇。太乖了，听到李主任跟我说的时候我真的很想哭。宝宝也在努力地成长。然后李主任跟我说："要不要试一下顺产，创造奇迹？"顺产？怀孕到现在，这是我没敢想过的事。不过医生能这么说，证明我现在的情况真的比以前好了太多。如果这是奇迹，那广医三院就为我搭建了触摸奇迹的高塔，没有广医三院的医护人员对我的支持和鼓励，我走不到这一步。老实说孕24周的时候我老公已经做好了最坏的打算，而我总是自我感觉良好。

广医三院的各位医护人员，我是您们众多患者中的一员，但是您们却给我们这个家庭带来了一生最美好的惊喜，谢谢您们！

后记：林捷如女士孕36周$^{+4}$剖宫产分娩体重3 150克和2 300克男宝。

6年求子之路，感恩遇见

张慧

　　我和先生于2012年工作相识，2015年2月14日，我们步入婚姻殿堂，生活的巨轮在一帆风顺地行驶着，曾经的我相信人生将会是风平浪静。完成学业，稳定工作，组建家庭，我的生活似乎一切都很顺利，可是，在我婚后半年上天却给了我一个巨大的考验——胎停。胎停后清宫时发生DIC（弥散性血管内凝血），紧急转入ICU重症监护室两天两夜，输血抢救，我终于再次重生。接下来这几年，我努力奔赴在求子的路上，在广州和上海各大医院不停奔赴，一次次手术，一次次监测排卵……

　　2020年的新年来临，这一年注定是不平凡的一年，新冠肺炎疫情暴发，全国开始紧锣密鼓地排查和抗疫。街道、小区开始封锁，商店闭门歇业，医院里更是层层检查、消毒，全国上下都密切关注疫情。可就在这时，2020年4月3日，一个小生命悄悄地在我的身体里诞生。当我和先生还在为这个小生命惊喜并欢喜之时，当晚我就开始流咖啡色分泌物，于是开始了我的保胎之旅。

在保胎的过程中，我过五关斩六将。第一关，免疫保胎；第二关，宫颈功能不全；第三关，边缘性前置胎盘。通过各种免疫制剂用药和每天自己注射肝素，我提心吊胆并成功地熬过孕早期。但是由于过去胎停清宫后宫腔粘连，以及这几年四次宫腔镜手术操作，严重损伤了我的宫颈，过去几年里我一直努力搜索学习保胎的各种资料，每天泡在各种论坛贴吧和QQ群。在这些日子里，通过姐妹们的分享和自我学习，我接触到了一个新名词——宫颈功能不全。怀上后我便担心这个问题，在免疫保胎的同时开始焦虑宫颈功能不全的问题，就在这时，保胎姐妹群的姐妹们给我分享了全国有名环扎手术医生的列表，在列表中我看见了李映桃主任的名字。这时候我便看到了希望，于是马上抢号，很幸运第一次就挂到了李映桃主任的号。孕7周的时候，我便去找了李映桃主任，第一次见到李主任，她给我感觉就特别亲切，好像亲人一样。李主任特别有耐心地了解了我病情后，帮我手诊看我的宫颈，告诉我宫颈确实很松，需要考虑环扎，并让我孕12周找她，先安心免疫保胎。

在2020年7月2日，孕16^{+5}周，李主任亲自帮我做了预防性宫颈环扎术，术后李主任告诉我，手术做得非常棒，环扎线很漂亮，术后的宫颈就像一朵盛开的玫瑰花，听到这话时，我悬着的一颗心终于放下了。接下来就是按照李主任的医嘱，手术后每2周回医院定期复查宫颈超声、白带和做阴道抹洗。手术后我在保胎姐妹群里跟姐妹们聊天，她们得知我环扎手术后有专业的团队跟进术后复查护理，都特别羡慕，纷纷夸我选对了医生和医院，我也特别开心，安心地每2周准时来找艳姐和珠姐的团队报到、复查。每次复诊珠姐都会很有耐心地询问孕期的状况，包括是否会有宫缩、睡眠质量如何等问题，并针对问题给出建议，让我这个没有经验的新手孕妈尽量避免因为没有经验而忽略一些关键问题。珠姐问诊完成后，我就到了艳姐这里抹洗，艳姐娴熟的护理技术，让原本紧张兮兮的抹洗过程变得轻松自然。艳姐虽然外表大大咧咧却非常细心、有耐心，我记得第一次抹洗时，艳姐特别有耐心地教我如何躺上妇检床，再如何起来，抹洗的过程中还告诉我哪些部位要如何清洁到位，避免不必要的细菌感染。孕20周的时候宫颈超声检查显示子宫颈内口开了，我当时吓蒙了，爬上妇检床的那一刻，眼泪止不住地往下掉，珠姐和艳姐都特别耐心地一边帮我擦眼泪一边安慰我，叫我稳定情绪，否则对宝宝不好，要我保持好心情，调整好心态。从那一刻起，这些话便深深地刻在了我的脑海里，孕25^{+2}周那天傍晚6点半，我又因为边缘性前置胎盘出血，控制不住眼泪瞬间往下掉。孕31^{+5}周夜里11点多，我再次因前置胎盘出血，第一时间在群里联系了主任、艳姐和珠姐，在去往医院的路上，耳边就不断回想起艳姐和珠姐曾跟我说过的话，一定要保持情绪稳定。是的，为了宝宝，自己现在唯一能做的就是保持好心情，调整好心态，这样才有利于宝宝成长，其他的就交给主任、艳姐和珠姐，相信她们这个团队的专业力量会给我们带来希望！

这是第三次进院保胎了，尽管内心还是很忐忑、焦虑和不安，但是在住院部见到李主任的那一刻，我瞬间就踏实多了。在李主任和团队医护人员的帮助下，我第一时间用上了阿托西班，直到第八天中午才停药，尽管这个药很昂贵，但是让我坚持到了孕34周拆线。我很庆幸，环扎这一路走来十分感激李主任、艳姐和珠姐，感谢这个无私的团队给我带来了信心和希望！同时，也特别感谢贺主任，在我早期保胎的时候及时调整免疫保胎用药方案，让我在接下来的整个孕期里减少了很多用药的焦虑感；感谢在我因前置胎盘出血住院期间，大家对我的关心和照顾。在此再次真诚地感谢李主任、贺主任、艳姐和珠姐她们这个团队，为我们这些有特殊情况的孕妈保驾护航，也感谢超声医学科的姐姐们，为我们术后一次次的宫颈超声复查，辛苦了！

感恩遇见，感谢她们不断的鼓励和细心的照顾，让我们安心地等待拆线那天的到来。世界上唯一比恐惧强大的，只有希望。当你被恐惧支配，被绝望环绕时，唯一能让你坚持的，也只有希望。感恩这个团队让我这个希望终于有了结果，圆了我追逐6年的妈妈梦！

后记：张慧女士孕34^{+2}周因"前置胎盘，产前出血"剖宫产分娩体重2 250克男宝。

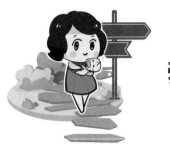

我的小情人

婷婷

我也分享一下我的安胎历程吧！

我上一胎是双胎，孕26周，胎膜破了，坚持到27周多，在广州一家妇幼保健院剖宫产分娩了两个不足千克的超小宝宝。但很可惜，1周后，宝宝们离开了我，我伤心无比，寻梦千回。两年的整装待发，这次我终于迎来了幸"孕"。

本次孕22周前，我所有的检查都是绿灯，一次通过，我天真地以为我会这样全部一次通过，迈过一整个孕期。但在孕22周大排畸检查胎儿的时候，超声医学科医生了解到我有中孕期流产史，顺便查了我的宫颈长度，发现宫口开了，羊膜囊已经凸出来了。当时我还不懂，处于懵懵懂懂的状态，因为在此之前我根本不懂什么是宫颈短？什么是羊膜囊凸出？也根本不懂得害怕。门诊的产检医生看了我的B超报告，来不及获取疫情期间入院必做的核酸检查的结果，便马上通过绿色通道安排我住院，做宫颈环扎术，我以为进入了安全的港湾，心踏实了下来。

主管医生帮我做了阴道窥诊检查后，悲伤地告诉我，宫口开太大可以看见胎儿脚丫在动呢，做不了手术并劝我放弃，我顿时就觉得天快塌下来了，当场就崩溃了，号啕大哭，哭诉着求医生一定想办法帮我。但不管我怎么说医生都回绝我说做不了，太迟了，风险太大啦！就在我绝望之际，我的主管医生忽然又点燃了我的希望，她开心地告诉我，联系到了李映桃主任，李主任说可以尝试尽力帮我做手术，感恩！上苍让我遇到女神！

接着我的主管医生帮我转到产三区30床，李主任当天下午看完门诊7点多，来到我床边，抚摸子宫并听了胎心音，欣喜地告诉我，还好，没有宫缩，血常规基本正常，手术还是有希望的！做好第二天手术的思想准备吧！别的做预防性宫颈环扎手术的宝妈说环扎前各种的害怕，可是我却不怕，反而庆幸能做这个手术，我幸福地期待着......

手术过程中，李主任告诉我，已经看到胎儿的小脚丫了，如果再晚点的话可能就会把羊膜囊踢破了！我心里知道这个手术一定是很艰难的，护士小姐姐说李主任变换了好多姿势才帮我扎好的！手术很成功，李主任下台后，拭去我眼角喜悦的泪水，摸着我的额头对我说："姑娘，我努力啦，手术很成功、很漂亮哈，接下来该看你的努力啦！"

术后，我很努力配合，天天躺在床上，一点都不敢起来，吃喝拉撒也全都是在床上。但是，躺的时间太久，偶尔肠胃也会不通畅，有一次晚上10点多的时候大便卡住了，我怎么拉都拉不出来，后来发现尿也尿不出来了，那种感觉真的是不知道怎么形容，真心不想再回忆了。不知道怎么办才好，我就在李主任专为我设立的16人团队助力微信群中发了信息，都这么晚了，李主任跟她的团队还是第一时间帮我打电话安排，马上帮我插上尿管缓解了膀胱的胀痛，我还喝了乳果糖。到了凌晨3点，大便终于能解了，这个晚上真的是感觉在地狱走了一圈。后来我每天坚持吃一个番薯，大便渐渐地也就通畅了，再也没有遇到过便秘。躺了几天后，艳姐教会了我小膝胸卧位法，每天2次，开始的时候每次5分钟，后来加到每次10分钟，我坚持做了2个星期，超声复查了宫颈长度，宫颈居然长到14毫米，当时感觉好开心，努力没有白费。再过了1个星期，因为孕周的增加宝宝也越来越大了，宝宝的小脚丫子一直卡在宫颈口那里不肯缩回去，踢得宫颈口越来越短，调皮宝宝！

我坚持到了30周的时候，傍晚时分，羊水突然破了，我知道30周应该是极限了。当时检测我的白细胞偏高了，怕有感染，第二天，李主任就安排我做了剖宫产，当我听到宝宝哇哇的哭声的时候，我的眼泪也在眼眶打转。医生帮宝宝清理干净后抱过来给我看，并让宝宝亲了一下我的脸颊，我再也控制不住，流出了喜悦的泪水，那种幸福的感觉我永远都不会忘记。我终于做妈妈了，感谢上天，感谢李主任，感谢主任团队在这期间对我的照顾、关怀以及心灵上的抚慰，让我在度过了艰难的历程后，终于得到了我的宝贝！让我在历经绝望后实现了多年的求宝梦想！2月14日情人节，接我的小情人回家啦！

与鼠宝宝的见面历险记

冯美灵

2020年的春节是难亦是喜，为应对新冠肺炎疫情，我们响应国家号召——全员居家。在年初六我喜提一份春节大礼，我们家即将迎来一位新成员：鼠宝宝。宝宝的到来是惊亦是喜。

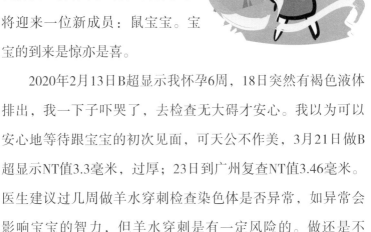

2020年2月13日B超显示我怀孕6周，18日突然有褐色液体排出，我一下子吓哭了，去检查无大碍才安心。我以为可以安心地等待跟宝宝的初次见面，可天公不作美，3月21日做B超显示NT值3.3毫米，过厚；23日到广州复查NT值3.46毫米。医生建议过几周做羊水穿刺检查染色体是否异常，如异常会影响宝宝的智力，但羊水穿刺是有一定风险的。做还是不做？留还是不留？煎熬地等到5月6日孕19周，我还是做了羊水穿刺，又焦虑不安地等了1个月才拿到结果——染色体无异常！！！心中的大石终于放下了。

以为接下来会顺利了，可好景不长，6月8日四维B超发现子宫颈内口扩张，剩余宫颈长度12毫米，可宝宝才24周，有随时掉下来的可能，这意味着我可能保不住这个孩子。过了两天，我带着焦虑小心翼翼地来到了广医三院复检，确定需要紧急入院做宫颈环扎手术。我马上办了入院，第二天早上李映桃主任就紧急安排我接受手术了，李主任的专业技术让我的手术非常成功。从手术到出院的10天里，没有家人的陪伴，我被各种不便和不安困扰着，却还要压抑眼中的泪水。还好住院期间李主任、刘佳楠管床医生和护士们都很尽责、亲切。我终于在6月20日出院了，回家继续卧床保胎，定期复检。这个时候，我的肚子开始慢慢变大，这使得我开始辗转难眠了。

以为回家只要乖乖卧床休息就好了，谁知10天后宫颈从出院的20毫米变成13毫米，我放下的心再一次忐忑不安，只能继续卧床保胎。为了少走路，到晚上我就在房间放了个便桶。

7月14日第二次复检，宝宝从出院时的690克长到了1 243克，我感受到了宝宝在肚子里长大的奇妙，宫颈长度也从13毫米变成29毫米，我太高兴了。为了庆祝，我在16日晚上跟老公瞒着长辈去肯德基大吃一顿，那种感觉就像小时候偷吃零食一样。

谁知第三次复检宫颈剩余13毫米，我又一次从天堂掉落下来，只能乖乖回家继续卧床。这次为了能让宝宝再多待1个月，我白天也在房间放便桶，实行五便一倒制。

8月11日孕33^{+3}周第四次复检发现，宝宝猛长了，腹围长了5厘米，我体重重了3 000克呢！李主任还说："不用吃药，不用塞黄体酮了，下次检查可以拆线了。"这是我几个月来听到最开心的消息了，拆了线我就可以出去"浪"了。家婆还说我一听到不用吃药就想飞了。孩子长得太快了，吃一点肚子就顶着难受，只能少吃饭，多吃水果了。白天的便桶也撤了。

我等啊等，终于熬到孕35^{+3}周拆线，可以出去嗨啦！！！可以吃我喜欢的挂念了半年的西瓜和绿豆糖水！！！随时准备与宝宝见面啰！！！

日子就这样忐忐忑忑地过去了，我和宝宝坚强地挺到了现在，回顾从怀孕到发现宫颈功能不全、住院做手术再到卧床保胎的这些日子，李主任、刘佳楠医生、珠姐、艳姐等组成的医护团队对我和宝宝进行无微不至的照护，她们成为我和宝宝最坚强的后盾。在此我衷心地感谢这组专业、尽责、亲切的医护团队：谢谢您们！

都说孩子是祖国的花朵，那您们就是祖国的将军，专打没有硝烟的战争！！！

后记：冯美灵女士孕36^{+6}周顺产2 400克男宝。

附录一　卧床健康操

扫一扫，跟着做

作为孕期健康生活方式的组成部分，孕期运动有利于孕期体重控制以减少难产和剖宫产发生率，也可降低妊娠期基础胰岛素抵抗。它是妊娠期糖尿病的综合治疗措施之一，建议所有孕妈餐后30分钟后进行约30分钟的中等强度的运动。而对宫颈功能不全有医学指征卧床休息的孕妈，建议进行卧床健康操，既可以增加食欲、控制体重，还可以预防下肢静脉栓塞和肌肉萎缩。

孕妈卧床健康操共六部分，请跟随我们的节拍动起来！

第一部分：屈肘运动

孕妇平躺在床上，双腿屈曲，双手分别握持1 000克哑铃。
负重单手屈肘运动：先左后右。
负重双手交替屈肘运动：先左后右。
负责双手屈肘运动。

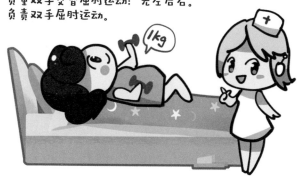

第二部分：踝伸运动

双腿伸直，脚尖与小腿呈90°，保持5秒，放权5秒；
然后足尖缓缓向小腿侧屈曲至最大限度，保持5秒；
放松5秒，重复4次。

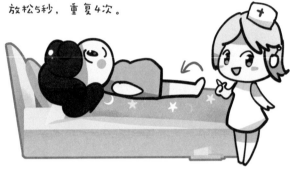

第三部分：上肢抗阻运动

双腿屈曲，双手握拳，左上肢上举与地面呈45°~60°，肘关节屈曲呈90°，右手放置于左前臂中部，双手同时用力对抗，保持20秒，放松10秒。换手，右上肢上举与地面呈45°~60°，肘关节屈曲呈90°，左手放置于右前臂中部，双手同时用力对抗，保持20秒，放松10秒。双手交替进行，重复4次。

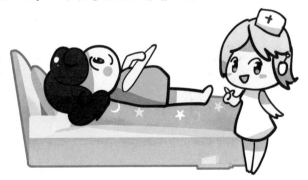

第四部分：抬腿运动

双腿伸直，左足尖缓缓下压至最大限度，左腿
上抬呈45°，保持5秒，放下。换右腿，右足尖
缓缓下压至最大限度，右腿上抬呈45°，保持5
秒，放下。两腿交替进行，重复4次。

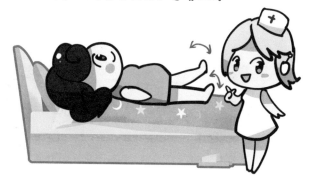

第五部分：上肢背伸运动

双腿屈曲，左手掌心向上，平伸与身体呈60°，
右手握住左手手指，用力使掌心向外，保持5
秒，放松5秒。右手掌心向上，平伸与身体呈
60°，左手握住右手手指，用力使掌心向外，保
持5秒，放松5秒。双手交替进行，重复4次。

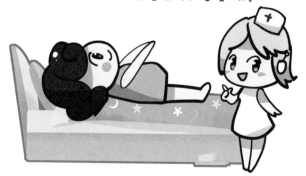

第六部分：腿部外展运动

两腿伸直，左足尖缓缓向下压至最大限度，保持5秒；左腿稍上抬离开床面，外展45°，保持5秒，回位，放松5秒。右足尖缓缓向下压至最大限度，保持5秒；右腿稍上抬离开床面，外展45°，保持5秒，回位，放松5秒。两腿交替进行，重复4次。

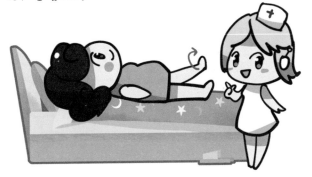

附录二 妇科检查步骤图

1. 在踩上踏板前脱下一侧裤腿。如果旁边没人协助，弯腰时可以用手扶一下床沿，以支撑身体，保证平稳。

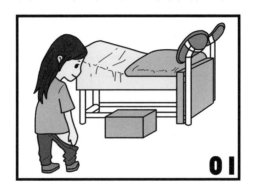

2. 双脚脱鞋后踩上踏板，一只手提着脱下的裤脚，另一只手扶稳后转身，并坐稳在铺好的检查垫上。

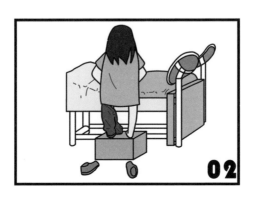

3. 一侧手肘稍稍用力支撑身体，同时身体缓慢地向床头方向侧躺。如果感觉身体较重，一侧手肘难以支撑的话，另一侧手可以放下裤脚，手放于胸前，用手掌和手指的力气协助支撑身体，缓缓侧躺。

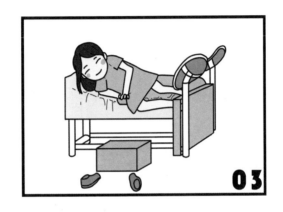

4. 平稳侧躺后，靠近床沿的一侧手扶稳床沿，身体缓缓转向平躺，同时双脚顺势搭在妇检床的托脚架上。

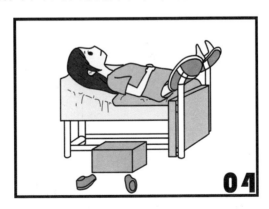

5. 平躺后，双手扶稳两边床沿，双脚和身体一起稍稍用力，使身体向上或向下调整到最合适的体位，以便检查。

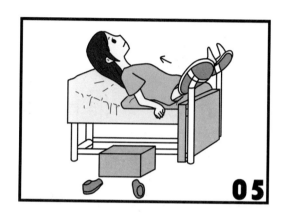

6. 检查完后，同样双手扶稳两边床沿，双手和双脚一起稍稍用力，使身体稍向上并且让身体稍微向内侧挪动，呈半侧身状态，准备起身。

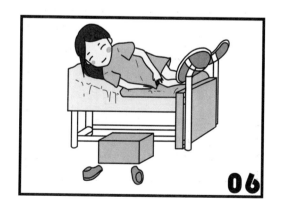

7. 贴着床一边的手肘和另一只手的手掌放于胸前一起用力，撑起侧躺的身体，同时双腿贴紧、微微弯曲并在起身时顺势垂直放下，此时应稳坐在床上。

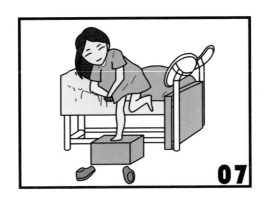

8. 坐稳后，一只手提好裤脚，另一只手扶稳床沿，顺着踏板，慢慢踩在地面或者自己的鞋子上。转身扶稳后，穿好裤子、鞋子，整理好仪容即可离开。

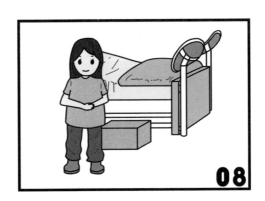